Monthly Book

Medical Rehabilitation

編集企画にあたって………

　近年，薬物療法の進歩と厳密な管理（treat to target；T2T）の普及により，多くの関節リウマチ（Rheumatoid arthritis；RA）患者の疾患活動性は低下し，これまで困難とされてきた関節破壊の進行が阻止できるようになった．それに伴い薬物治療が大きくクローズアップされ，リハビリテーション治療があまり注目されない時期があった．しかしながら，不適切な関節の使用により機能障害が出現する症例や，加齢ならびに過度の安静により筋力低下や関節可動域制限が生じる症例が一定の割合で存在している．長期の経過観察においてHAQが経年的に悪化することも報告されていることから，近年リハビリテーション治療の重要性が再認識されつつある．関節リウマチ診療ガイドライン2020の治療方針には「RAの疾患活動性の低下および関節破壊の進行抑制を介して，長期予後の改善，特にQOLの最大化と生命予後の改善を目指す」と記されている．RA患者のQOLを長期間維持していくためには，抗リウマチ薬を用いた疾患活動性の厳密なコントロールに加え，継続的なリハビリテーションアプローチが必要である．

　疾患活動性が十分にコントロールできない時代のリハビリテーション治療は，疼痛緩和と関節機能の悪化を最小限に抑えることを目的に極めて愛護的に実施されてきた．しかし，滑膜炎を厳密に抑え込むことが可能となった現在では，より高い身体機能の獲得を目指し，中・高強度の運動療法が積極的に実施されるようになってきている．一方，作業療法として，雇用主との話し合い，姿勢のアドバイス，ペース配分，日常生活動作指導，関節保護指導など多岐にわたる様々なアプローチが行われているが，作業療法により身体機能や疾患活動性が改善することが報告されている．また，関節破壊や変形の進行により疼痛が持続するケースに対しては，装具療法も有効な治療の選択肢の1つである．薬物治療の上に，リハビリテーション治療を上乗せすることで，疾患活動性や身体機能がさらに改善され，ガイドラインで謳われている「QOLの最大化」に近づくものと信じている．

　今回，執筆していただいた先生方はいずれもRA治療の最前線でご活躍されているエキスパートの方々である．本特集号は，RAの薬物治療に始まり，RA治療におけるリハビリテーション治療の位置づけ，そしてRAの運動療法，作業療法，装具療法，術後リハビリテーション治療などについて詳細に解説いただいた．豊富な知識と経験に基づいて執筆された本特集号は必ずや明日からのRAのリハビリテーション診療に役立つものと確信している．最後にご多忙の中，本企画にご賛同いただいた執筆者と編集者の皆さんに心から感謝の意を表する．

2023年5月

松下　功

Key Words Index

Writers File

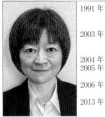

阿部麻美
（あべ あさみ）

1991 年	旭川医科大学医学部卒業 同大学整形外科入局
2003 年	同大学大学院修了 米国マウントサイナイ医科大学留学
2004 年	カナダ BC 大学留学
2005 年	新潟県立瀬波病院整形外科
2006 年	新潟県立リウマチセンターリウマチ科
2013 年	同，診療部長

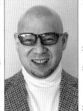
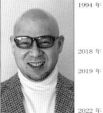

島原範芳
（しまはら のりよし）

1994 年	高知リハビリテーション学院卒業 仏教大学通信教育課程社会福祉学科卒業 医療法人千寿会道後温泉病院リウマチセンター
2018 年	同病院リハビリテーション科理学療法部門，副科長
2019 年	厚生労働科学研究費補助金免疫・アレルギー疾患政策研究事業「ライフステージに応じた関節リウマチ患者支援に関する研究」，協力研究員 日本ペインリハビリテーション学会，代議員
2022 年	同病院リウマチセンター，リハビリテーション科，副科長兼係長
2023 年	

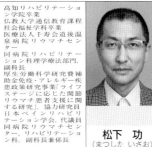

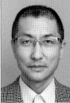
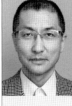

松下 功
（まつした いさお）

1987 年	富山医科薬科大学卒業
1987 年	同大学（現富山大学）整形外科研修医
1993 年	同大学大学院修了
1993 年	富山赤十字病院整形外科
1997 年	富山県高志（現富山県立）リハビリテーション病院整形外科
2002 年	富山医科薬科大学（現富山大学）整形外科，助手
2003 年	同大学附属病院リハビリテーション部，副部長
2005 年	同大学整形外科・リハビリテーション部，講師
2013 年	同大学附属病院整形外科・リハビリテーション部，准教授
2015 年〜	同，診療教授
2020 年〜	金沢医科大学リハビリテーション医学科，教授

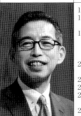

小嶋俊久
（こじま としひさ）

1990 年	名古屋大学医学部卒業
1994〜98 年	同大学大学院医学系研究科
1998〜2000 年	Joint diseases laboratory, Shrinrts Hospital, McGill Univ. Post-doctoral fellow
2004 年	名古屋大学整形外科，助手
2007 年	同，助教
2010 年	同，講師
2018 年	同大学大学院医学系研究科リウマチ学，准教授
2020 年	同大学附属病院整形外科，診療教授
2022 年	国立病院機構名古屋医療センター，統括診療部手術部長／整形外科医長

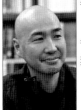

田口真哉
（たぐち しんや）

2009 年	サンビレッジ国際医療福祉専門学校卒業 医療法人愛整会北斗病院総合リハビリテーションセンター（愛知医科大学メディカルセンターに名称変更）
2014 年	社会医療法人抱生会丸の内病院リハビリテーション部
2017 年	同，主任
2019 年	同，係長 国立障害者リハビリテーションセンター学院義肢装具学科，非常勤講師 厚生労働省科学研究費補助金免疫・アレルギー疾患政策研究事業「ライフステージに応じた関節リウマチ患者支援に関する研究」，協力研究員
2023 年	長野保健医療大学作業療法学科，非常勤講師

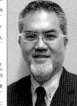
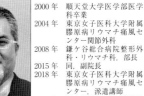

望月 猛
（もちづき たけし）

2000 年	順天堂大学医学部医学科卒業
2004 年	東京女子医科大学附属膠原病リウマチ痛風センター関節外科
2008 年	鎌ケ谷総合病院整形外科・リウマチ科，部長
2015 年	同，副院長
2018 年	東京女子医科大学附属膠原病リウマチ痛風センター，派遣講師
2021 年	同大学整形外科，派遣准教授

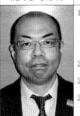

近藤 泰
（こんどう やすし）

2009 年	慶應義塾大学医学部卒業 済生会横浜市東部病院初期臨床研修医
2011 年	慶應義塾大学内科学教室
2012 年	同大学リウマチ内科，助教
2017 年	東海大学医学部付属病院リウマチ内科，助教
2019 年	慶應義塾大学リウマチ・膠原病内科，助教

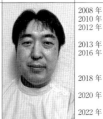

林 正春
（はやし まさはる）

1991 年	藍野医療技術専門学校卒業（現藍野大学） 中伊豆温泉病院（現 JA 静岡厚生連リハビリテーション中伊豆温泉病院）
2004 年	同病院作業療法科，技師長
2020 年	同病院，医療技術部長兼作業療法科技師長
2022 年	聖隷クリストファー大学，臨床准教授

山田晃史
（やまだ あきふみ）

2008 年	宮崎大学医学部卒業
2010 年	鶴岡市立荘内病院，医員
2012 年	東京女子医科大学整形外科
2013 年	蓮田病院整形外科，医員
2016 年	東京女子医科大学八千代医療センター整形外科，医員
2018 年	至誠会第二病院整形外科，医員
2020 年	軽井沢病院整形外科，医員
2022 年	東京女子医科大学整形外科，助教

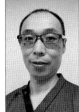

佐藤信治
（さとう しんじ）

1994 年	国立善通寺病院附属リハビリテーション学院作業療法学科卒業 医療法人千寿会道後温泉病院リウマチセンター，リハビリテーション科
2018 年	同病院作業療法部門，副科長
2023 年	同，科長

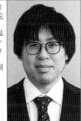

菱川法和
（ひしかわ のりかず）

2014 年	藤田保健衛生大学（現藤田医科大学）大学院保健学研究科修士課程修了，修士（保健学）
2017 年	京都府立医科大学大学院医学研究科リハビリテーション医学，特別研究員
2021 年	同大学大学院医学研究科博士課程修了，博士（医学） 同大学医学部リハビリテーション医学教室，助教 同大学大学院医学研究科リハビリテーション医学，助教

Contents

関節リウマチのリハビリテーション診療 update

編集企画／金沢医科大学教授　松下　功

Monthly Book

MEDICAL REHABILITATION No. 288/2023. 6 目次

編集主幹／宮野佐年　水間正澄

読んでいただきたい文献紹介

　関節リウマチ(RA)患者の ADL ならびに QOL を改善・維持させるためには様々なアプローチ，すなわちトータルマネジメントが必要である．リハビリテーション治療はトータルマネジメントの一角をなす重要な治療手段であり，リハビリテーション治療を実践することにより，薬物治療の効果増幅が期待されるだけではなく，薬物治療単独では解決できない領域に光をあてることも可能となる．

　「関節リウマチ診療ガイドライン 2020」[1]において，運動療法と作業療法はともに患者主観的評価を改善し得る治療として強く推奨されている．Durcan らは，比較的強度の強い有酸素運動と筋力トレーニングを実施し，HAQ や疼痛，疲労感が改善することを報告している[2]．また上肢の運動療法として有名な SARAH エクササイズを実施することで，主観的な手の機能，器用さ，ピンチ力が対照群に比し有意に改善することが確認されている[3][4]．Macedo らは，RA 労働者に対し雇用主との話し合い，姿勢のアドバイス，ペース配分などの作業療法を実施し，労働生産性の向上に加え，患者主観的評価が改善することを明らかにしている[5]．Tong らも，RA に対する作業療法の有効性を報告している[6]．

　リハビリテーション治療は，RA の早期から継続して実践すべき治療であるが，患者ごとに病態が異なるため，その実施に際してはより細かな個別化が要求される．RA 診療に関わる医療従事者は，リハビリテーション治療の詳細を熟知し，個々の患者に適したリハビリテーション治療を提供していく必要があると考えている．

1) 一般社団法人日本リウマチ学会編：関節リウマチ診療ガイドライン 2020，診断と治療社，2021.
2) Durcan, et al：The effect of exercise on sleep and fatigue in rheumatoid arthritis：a randomized controlled study. *J Rheumatol*, **41**：1966-1973, 2014.
3) Lamb SE, et al：Exercises to improve function of the rheumatoid hand (SARAH)：a randomised controlled trial. *Lancet*, **385**：421-429, 2015.
4) Heine PJ, et al：Development and delivery of an exercise intervention for rheumatoid arthritis：strengthening and stretching for rheumatoid arthritis of the hand (SARAH) trial. *Physiotherapy*, **98**：121-130, 2012.
5) Macedo AM, et al：Functional and work outcomes improve in patients with rheumatoid arthritis who receive targeted, comprehensive occupational therapy. *Arthritis Rheum*, **61**：1522-1530, 2009.
6) Tong E, et al：Effectiveness of Client-Centered Occupational Therapy in Patients With Rheumatoid Arthritis：Exploratory Randomized Controlled Trial. *Arch Rheumatol*, **31**：6-13, 2016.

（松下　功）

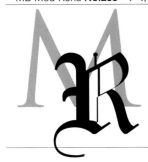

特集／関節リウマチのリハビリテーション診療 update

関節リウマチにおける最新の薬物治療

近藤　泰[*1]　金子祐子[*2]

Abstract　関節リウマチ(RA)の診療は，分子標的薬の登場により大きくパラダイムシフトを迎え，その結果，多くの患者が寛解を達成可能な時代となった．これまでの作用機序が不明，もしくは広い細胞障害性を有する従来型合成抗リウマチ薬(csDMARDs)と異なり，病態と関連するサイトカインなどの分子を直接標的とすることで，高い有効性と安全性が実現された．現在 RA で用いられる分子標的薬は，生物学的製剤，JAK 阻害薬の 2 種類に大別され，本稿では個々の薬剤の特性などについてまとめた．安全性を十分に担保しながら，適正にこれら薬剤を使用することで，RA 患者の生活の質を改善することができるが，難治性 RA の存在や，すでに起こってしまった関節機能障害に対する薬物療法の効果は限定的であり，理学療法を含めた集学的な RA 患者に対するアプローチに習熟することが，さらなる個々の診療技術の向上に重要である．

Key words　関節リウマチ(rheumatoid arthritis)，サイトカイン(cytokine)，生物学的製剤(biological disease-modifying antirheumatic drugs；bDMARDs)，JAK 阻害薬(targeted synthetic disease-modifying antirheumatic drugs；tsDMARDs)

はじめに

関節リウマチ(RA)の診療は，分子標的薬の登場により大きくパラダイムシフトを迎え，その結果，多くの患者が寛解を達成可能な時代となった．これまでの作用機序が不明，もしくは広い細胞障害性を有する従来型合成抗リウマチ薬(csD-MARDs)と異なり，病態と関連するサイトカインなどの分子を直接標的とすることで，高い有効性と安全性が実現された．現在 RA で用いられる分子標的薬は，① 生物学的製剤(biological disease-modifying antirheumatic drugs；bDMARDs)や② JAK 阻害薬(targeted synthetic disease-modi-fying antirheumatic drugs；tsDMARDs)の 2 種類に大別される(**表 1**)．関節リウマチの診断後，アンカードラッグであるメトトレキサート(MTX)投与を開始し，十分な治療効果が得られ

ない場合に，これら分子標的療法を導入することが一般的である[1]．

生物学的製剤(bDMARDs)

バイオテクノロジー(遺伝子組換え技術や細胞培養技術)を用いて製造された薬剤で，主に RA の病態に主要な役割を果たすサイトカインを阻害する抗体製剤，もしくは受容体製剤が含まれる．

現在，本邦で RA に対する先行品の生物学的製剤について**表 1**にまとめた．先行のオリジナル製剤 10 剤に加えて，先発バイオに比べて低コストであるバイオシミラー(バイオ後続品)製剤の 3 剤が保険収載されている(2023 年 2 月現在)．これら生物学的製剤は，主に TNF 阻害薬と非 TNF 阻害薬(抗 IL-6 受容体製剤，(IL-6 阻害薬と T 細胞選択的共刺激調節薬))の 2 種類に大別される．生物学的製剤の種類により ① 投与方法(点滴／皮下注)，

[*1] Yasushi KONDO，〒 160-8582 東京都新宿区信濃町 35　慶應義塾大学医学部リウマチ・膠原病内科，助教
[*2] Yuko KANEKO，同，教授

表 1.

製剤名	標 的	投与方法	用量, 投与間隔
インフリキシマブ		点滴静 (MTX 併用)	3〜10 mg/kg, 0 週, 2 週, 6 週投与後, 4〜8 週おき. 投与量の上限は, 8 週おきであれば 10 mg/kg, 投与間隔短縮した場合は 6 mg/kg とする.
エタネルセプト			10〜25 mg を 1 日 1 回, 週に 2 回, または 25〜50 mg を 1 日 1 回, 週に 1 回
アダリムマブ			40 mg を 2 週に 1 回. 1 回 80 mg まで増量できる
ゴリムマブ	TNF-α		50 mg を 4 週に 1 回. 状態に応じて 1 回 100 mg を使用することができる
セルトリズマブペゴル		皮下注射	1 回 400 mg を 0 週, 2 週, 4 週に投与後, 以後 1 回 200 mg を 2 週おき. 症状安定後には, 1 回 400 mg を 4 週間おきに皮下注射
オゾラリズマブ			1 回 30 mg を 4 週おきに皮下投与
トシリズマブ	IL-6 受容体	点滴／皮下注射	点滴：1 回 8 mg/kg を 4 週間隔で点滴静注 皮下注射：1 回 162 mg を 2 週おき. 効果不十分な場合, 1 週おきにを短縮可能
サリルマブ		皮下注射	1 回 200 mg を 2 週間隔. 患者の状態により 1 回 150 mg に減量可能
アバタセプト	CTLA4-Ig	点滴／皮下注射	点滴：1 回 8 mg/kg を 4 週間隔で点滴静注 皮下注射：1 回 162 mg を 2 週おき. 効果不十分な場合, 1 週おきにを短縮可能
デノスマブ	RANKL	皮下注射	1 回 60 mg を 6 か月おきに皮下投与

② 投与間隔, ③ 併用薬剤(MTX)の有無, ④ 妊娠中に投与可能かどうか, などの違いがあり, 患者背景に寄り添った薬剤選択が重要となってくる.

1. TNF 阻害薬

1) インフリキシマブ

2003 年に承認された, マウスとのキメラ型モノクローナル抗体で, 点滴製剤である. 可溶性および膜型の TNF-α と結合して, 生物活性の中和, 産生細胞のアポトーシスを誘導する作用を持つ. マウス成分が 1/3 程残存し, 製剤自体の免疫原性(≒製剤に対する抗体の作られやすさ)が強いため, RA では MTX の併用が必須である.

2) エタネルセプト

2005 年に承認された TNF 受容体製剤であり, 皮下注製剤である. 可溶性 TNF-α のみならず, LTα(TNF-β)の抑制作用を有する点がユニークである. 血中半減期が短く, 免疫抑制作用が早く消失するため, 安全性の面からはメリットである. また, 他の抗体製剤とは異なり胎盤通過性が低いことから妊婦にも安全な薬剤として認識されている.

3) アダリムマブ

2008 年に承認された完全ヒト型モノクローナル抗体で, 全世界で最も使用されている皮下注射製剤(2 週ごと)である. 完全ヒト型であるが, MTX との併用により効果が最大化されるため, 併用が基本と考えられている. 本邦で行われた HONOR 試験では, アダリムマブ投与中止後も寛解状態が維持できることが示されている.

4) ゴリムマブ

2011 年に承認された完全ヒト型抗 TNF 製剤で 50 mg 製剤を 4 週ごとに皮下注射するのが基本である. 免疫原性が低いことや, MTX が使用できない例や, 50 mg で効果不十分の際には倍量の 100 mg で投与も可能なことが特徴であり, 他の TNF 製剤からの切り替えによるゴリムマブの有効性が示されている.

5) セルトリズマブペゴル

2012 年承認のポリエチレングリコール(PEG)化抗 TNF 製剤である. 抗体の Fc 部分を PEG 化することにより細胞障害性がなく, 抗原性の低下が期待されるほか, 蛋白分解を受けないことによ

り血中半減期が延長する．また，ほとんど胎盤を通過しないことが知られており，妊婦にも安全に使用できる．

6）オゾラリズマブ

2022年承認の新規の抗TNF低分子抗体(VHH，ナノボディ)製剤で4週間おきの皮下注射である．ラマのVHHを用いて，重鎖のみ1本のTNF結合部位抗体を2つ組み合わせ，かつ抗アルブミン抗体を融合した3量体を形成している．この技術により，本剤は従来製剤の1/4程度の分子量となり，また血中半減期の維持を可能とした．

7）バイオシミラー(インフリキシマブBS，アダリムマブBS，エタネルセプトBS)

生物学的製剤の大きな問題点として，高価であることが挙げられる．そこで，患者の経済的負担軽減，医療財政の改善などが期待され，後発医薬品に相当するバイオシミラーが開発された．現時点ではTNF製剤の上記3剤が承認されており，先行バイオ医薬品との比較試験で，同等性，同質性(バイオシミラリティ)が示されている．

2．非TNF阻害薬
1）トシリズマブ(IL-6阻害薬)

IL-6受容体抗体のαサブユニットに対するヒト化抗体製剤で2008年に点滴製剤，2013年に皮下注射製剤が承認された．IL-6を介する炎症反応を強く抑制し，CRPや血沈値は著しく低下する．過剰な炎症を抑制するためRAのみならず，高安動脈炎／巨細胞性動脈炎，成人スティル病，酸素治療を要するCOVID-19にも適応を持つ．

2）サリルマブ(IL-6阻害薬)

膜結合型および可溶型IL-6受容体αサブユニットに高い親和性を有する完全ヒト型モノクローナル抗体である．TNF阻害薬に効果不十分な活動性RAにおいても効果がある．トシリズマブと同様に，感染症が起こっていても発熱を起こさず，CRP値や血沈値が上がらないなど，炎症症状をマスクされることがあり，注意を要する．

3）アバタセプト(T細胞共刺激シグナル阻害薬)

CTLA-4とIgG1のFc部分との融合蛋白で，CD28と競合的にCD80/86と結合することによりT細胞の共刺激シグナルを阻害する生物学的製剤である．点滴・皮下注製剤が選択でき，他の先行薬と比較すると有害事象，感染症などの重篤な副作用頻度は低かったため，高齢者やMTX不耐用のRA患者での使用が期待されている．

3．RANKL阻害薬

デノスマブは完全ヒト型抗RANKL抗体製剤であり，強力な骨吸収抑制作用を示し，2017年より骨びらんの進行抑制に対して世界に先駆け本邦にて承認された．骨破壊を強力に抑制できる一方，関節炎や身体機能を改善する効果，関節列隙狭小化を抑制する効果などの抗リウマチ作用はなく，他の分子標的薬とは一線を画す治療薬である．

JAK阻害薬(tsDMARDs)

サイトカインの細胞内シグナル伝達に重要なキナーゼの1つである，Janus kinase(JAK)を標的とする分子標的薬である．JAKファミリーとして，JAK1，JAK2，JAK3，TYK(tyrosine kinase)2の4種類があり，サイトカインの種類により異なるJAKファミリーの組み合わせにより細胞内シグナル伝達が活性化する(図1)．生物学的製剤が点滴・もしくは皮下注射製剤であるのに対して，JAK阻害薬は低分子化合物であり，経口内服が可能な薬剤である．現在本邦では，5種類のJAK阻害薬が承認されており，表2にまとめた．実臨床では代謝・排泄経路に合わせて薬剤選択，用量調節が必要となる．有効性は十分に示されており，生物学的製剤に勝るとも劣らないが，安全性情報が不足している部分が課題である．特に合併の多い帯状疱疹の管理，主要心血管イベント(MACE)や悪性腫瘍発生について，今後各薬剤におけるデータ集積が重要になる[2]．

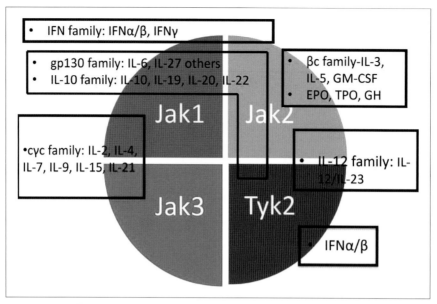

図 1. JAK ファミリーと活性化されるサイトカインの種類

（文献 3 より引用）

表 2.

製剤名	JAK 選択性	用法用量	主な代謝経路	備　考
トファシチニブ	JAK1, JAK3	5 mg を 1 日 2 回	腎臓	中等度, 高度腎機能障害では, 5 mg を 1 日 1 回
バリシチニブ	JAK1, JAK2	4 mg を 1 日 1 回 2 mg に減量可能	腎臓	eGFR＜60 で 2 mg, eGFR＜30 では投与しない.
ペフィシチニブ	JAK3, JAK1, JAK2, TYK2	150 mg を 1 日 1 回 100 mg に減量可能	肝臓	中等度の肝機能障害では, 50 mg を 1 日 1 回, 重度では投与しない.
ウパダシチニブ	JAK1	15 mg を 1 日 1 回 7.5 mg に減量可能	肝臓	重度肝機能障害者(Child-Pugh 分類 C)では, 投与しない.
フィルゴチニブ	JAK1	200 mg を 1 日 1 回 100 mg に減量可能	腎臓	eGFR＜60 で 100 mg, eGFR＜30 では投与しない.

おわりに

　RA 治療における分子標的薬の開発は診療を飛躍的に進歩させ, 現在我々の施設では 60％を超える RA 患者が寛解を達成している. 安全性を十分に担保しながら適正にこれら分子標的薬を使用することで, RA 患者の生活の質を改善することができる. しかし, 依然として難治性 RA の存在などの課題も残存し, また上記治療が遅れてしまった場合, すでに起こっている機能障害に対する薬物療法の効果は限定的である. 薬物療法だけでなく, 理学療法を含めた集学的な RA 患者に対するアプローチに習熟することが, さらなる個々の診療技術の向上に重要である.

文　献

1) 金子祐子ほか：内科疾患における生物学的製剤の使い方―関節リウマチ. *Mod physician*, **38**(9)：919-921, 2018.
2) Kaneko Y：Efficacy and safety of peficitinib in rheumatoid arthritis. *Mod Rheumatol*, **30**(5)：773-778, 2020.
3) O'Shea JJ, et al：Back to the future：oral targeted therapy for RA and other autoimmune diseases. *Nat Rev Rheumatol*, **9**(3)：173-182, 2013.

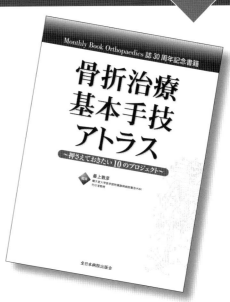
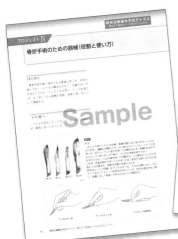
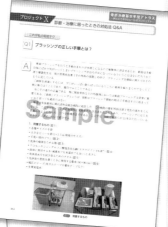

MB Med Reha **No.288**：6-10, 2023

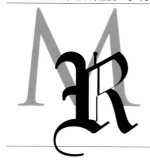

特集／関節リウマチのリハビリテーション診療 update

今日の関節リウマチ治療におけるリハビリテーション治療の位置づけ
―JCR 関節リウマチ診療ガイドライン 2020 より―

小嶋俊久[*]

Abstract　関節リウマチ(RA)の薬物治療は大きく進歩した．薬物療法による炎症抑制効果の上に，非薬物療法，すなわち，手術治療，リハビリテーション治療により，治療効果を積み上げることが可能になってきた．このことは，一般社団法人日本リウマチ学会(JCR) RA 診療ガイドライン 2020 においてまとめられ，世界に先駆けて RA 治療における，「非薬物治療，外科的治療アルゴリズム」が提唱された．運動療法，作業療法を含むリハビリテーション治療は，患者ニーズも高く，強く推奨されている．今後，より良いリハビリテーション治療のために，これまで以上に身体機能評価は，慎重に行う必要がある．そして，その評価を，患者，多職種のスタッフ間で情報共有する必要がある．したがって，可動域，動作速度といった，身体機能に関わるわかりやすい客観的数値も非常に重要である．

Key words　関節リウマチ(rheumatoid arthritis)，リハビリテーション治療(rehabilitation)，運動療法(exercise)，作業療法(occupational therapy)

はじめに

　関節リウマチ(RA)薬物療法はこの 20 年で格段の進歩を遂げた．関節破壊の少ない早期の患者であれば，多くの患者が treat to target という薬物治療戦略により日常生活動作障害(ADL)の発生を防止することは十分可能である．一方，RA 患者全体として見ると，長期罹病患者は多く，すでに関節障害，ADL 障害を生じている患者が多数存在する．また，薬物治療効果が十分に得られない患者，コントロールがされても少数の残存した関節炎に対して手術を要する患者も一定数存在する[1]．

　現在，有効な薬物治療を踏まえ，リハビリテーション治療，手術治療を含めた非薬物治療の意義は，「なんとか日常生活を維持するための手段」から，炎症抑制下で，「さらに患者身体機能を向上さ

せる手段」へと変わりつつある．すなわち，現在のリハビリテーション治療，手術治療においては，疼痛軽減に加え，さらに患者身体機能を向上させること，そして，生活の質(quality of life；QOL)を改善することが重要となってきている．

　このような背景の中で，JCR 関節リウマチ診療ガイドラインも 2014 から 2020 へ改訂された．大きな改訂点の 1 つとして，「非薬物治療，外科的治療アルゴリズム」が策定されたことを挙げることができる．これは世界に先駆けたものである．

JCR 関節リウマチ診療ガイドライン　非薬物治療，外科的治療アルゴリズム

　図 1 に　非薬物治療，外科的治療アルゴリズムを示す[2]．

　重要な点は，第一に薬物治療をでき得る限り徹底することを前提としていることである．

* Toshihisa KOJIMA，〒460-0001 愛知県名古屋市中区三の丸 4-1-1　国立病院機構名古屋医療センター，診療統括部手術部長／整形外科医長

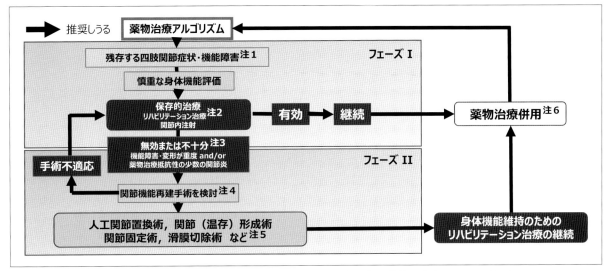

図 1. 関節リウマチ診療ガイドライン 2020「非薬物治療，外科的治療アルゴリズム」
注1：骨折，感染，脊髄障害，腱断裂など急性病態や緊急手術が必要な状態を除く．
注2：装具療法，生活指導を含む．
注3：適切な手術のタイミングが重要である．
注4：手術によって十分な改善が得られない，または不利益が益を上回ると判断される場合，不適応とする．
　　　患者の意思・サポート体制を考慮する．
注5：有効な人工関節置換術，関節温存手術がある場合はまず考慮する．
注6：保存的治療継続中および外科的治療後も，適正な薬物治療を常に検討する．

（文献2より引用）

そして次に，日常診療における，患者の身体機能について慎重に評価することの重要性である．

可逆的な関節機能障害については，リハビリテーション治療による介入を行い，改善を目指すことになる．改善後も，それを維持することに努める必要がある．そして，不可逆かつ，障害度が強ければ phase II として外科的治療を考慮することになる．

リハビリテーション治療に関する推奨

このアルゴリズムの策定のもとになった，リハビリテーション治療に関するクリニカルクエスチョンと，推奨について，見てみたい．

クリニカルクエスチョンを作るうえで，注目したアウトカムは，患者主観的評価（patient-reported outcome；PRO）である．治療の目標が，QOLの向上という高い目標になれば，治療効果評価として，客観的数値（例えば，筋力，心肺機能，可動域など）が重要なのは言うまでもないが，数値としての改善が，患者自身が良くなったと評価する

ことは，極めて重要な視点である．

近年，薬物治療の効果判定にも PRO が取り入れられており，また，手術治療においても，医師による臨床評価に加え，身体機能，QOL など，PRO を評価する必要性が認識されるようになっている．今回のガイドライン改訂にあたり，RA 治療におけるリハビリテーション治療についても，PRO による評価を主体に再考することとした．

クリニカルクエスチョンとして，
- 「RA 患者に対する運動療法は，患者主観的評価を改善させる有用な治療か？」
- 「RA 患者に対する作業療法は，患者主観的評価を改善させる有用な治療か？」

の2つを挙げ，systematic review, meta-analysisを行った．

運動療法については，今回の改訂で重要なアウトカムとされた患者主観的評価をアウトカム指標として用いた研究について，2009年～2018年までの期間で追加検索を実施した．全身的な運動療法

7件と，上肢機能改善を目的とした運動療法3件のランダム化比較試験が選出さた．

全身的な運動療法については患者主観的評価である身体機能（HAQ-DI），生活の質（SF-36），疼痛（VAS），および疾患活動性（DAS28）を重大なアウトカムとした．また，上肢に関しては，患者主観的評価である手指機能 the Michigan hand outcome questionnaire（MHQ）と上肢機能 the disability of the arm, shoulder and hand（DASH）を取り上げた．

全身的運動療法の具体的な介入方法は様々であり，介入期間も異なっていたが，運動療法によるHAQ-DIは有意に改善していた．これは，2010年以降に発表された研究でより鮮明な効果が見られていた．同じくSF-36においては8カテゴリー中6カテゴリーで有意な改善を認めた．疼痛においても，運動療法により有意な改善が認められ，疾患活動性の悪化はなかった．

上肢における運動療法は，手に対する個別指導による運動療法に関する研究（後の稿で触れられるSARAH（strengthening and stretching for rheumatoid arthritis of the hand）study も含まれている），上肢機能改善（監督下1時間の訓練と家庭での訓練による）を目指す研究が含まれる．介入期間は異なるが，患者主観的評価（手指機能MHQ，上肢機能DASH）に関して有意な改善を認めた．

作業療法については，2003年〜2018年までの期間について追加検索した．3件のランダム化比較試験が選出された．

身体機能（HAQ-DI）を重大なアウトカム指標として，取り上げた．介入方法は様々で，介入期間も異なるが，作業療法によるHAQ-DIの改善は採用した3件の研究すべてで有意に改善していた．疼痛（Pain VAS）については1件の論文で評価され，有意に改善していた．疾患活動性については，1件の論文において介入により，改善の方向を向いていた．

運動療法，作業療法において，効果が示され，

少なくとも明らかな疼痛，疾患活動性の悪化は認められず，利益は害を上回ると判断される．

さらに，ガイドライン2020策定において，患者の治療に対する満足度，価値観を認識するための，日本リウマチ友の会の会員に対するアンケート調査も行われている．RA診療ガイドライン2014作成のための自記式アンケートの調査結果においても，リハビリテーション治療に対する強い患者ニーズが明らかとなっている．今回のガイドライン作成のために新たに実施した調査結果からも，「関節機能や筋力・体力の維持のために調子の良いときに心がけていることがありますか．」に対する回答として最も多かった回答は「食事に気をつける（550名，47.6%）」であったが，「ストレッチ運動をする（501名，43.3%）」，「ウォーキングをする（357名，30.9%）」，「筋力トレーニングをする215名（18.6%）」，「水泳をする56名（4.8%）」という回答が得られており，RA患者の身体機能維持に対する意識・関心の高さが窺われ，リハビリテーション治療に対する患者ニーズは強いと考えられる．

以上を踏まえ，

• 「RA患者に対する運動療法は，患者主観的評価を改善させるため，推奨する．」
推奨の強さ：強い，エビデンスの確実性：中，同意度：8.50

• 「RA患者に対する作業療法は，患者主観的評価を改善させるため，推奨する．」
推奨の強さ：強い，エビデンスの確実性：非常に低い，同意度：8.50

とまとめられた．

身体機能評価—良好な身体機能，QOL改善に関連する客観的指標，数値目標—

薬物療法において treat to target という数値目標を定めた治療戦略が，治療成績を向上させ得ることが，多く示されてきた．明確な治療目標の設定は，より高い治療ゴールを目指すためには不可欠と考えられる．リハビリテーション療法成績向

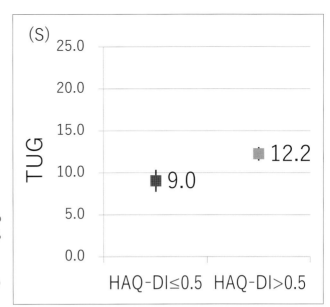

図 2.
HAQ 寛解のための TUG
HAQ 寛解(HAQ-DI≦0.5)群と非寛解群での
TUG(年齢，性　調整後)の比較平均および 95%
信頼区間を表示
TUG；timed up and go test

(文献 4 より引用)

上を考える時，具体的な数値目標を設定すること
が可能かということになる．また，目標とすべき
数値は，日常診療上のいわゆる身近な数値である
必要がある．

　我々は，この数値目標の検討のため，手術患者
の身体機能，PRO を包括的に収集，解析する多施
設共同コホート研究を行った．この研究では，身
体機能評価のための客観的評価として，関節可動
域，動作速度に注目した．動作速度の指標として，
timed up and go test(椅子から立ち上がり，3
メートル進み，方向転換し戻ってきて，再び椅子
に腰かけるまでに要する時間；TUG)を用いた．

　登録された手術患者の術前の状態について RA
の治療目標の 1 つである，機能的寛解(HAQ-DI≦
0.5)に関連する関節可動域，動作速度を検討した．

　HAQ-DI の日常生活動作に関わる 8 つのカテゴ
リーそれぞれにおける困難度と関節可動域の関連
については，例えば，肩関節可動域は，8 つのカ
テゴリーすべての困難度に関連し，困難なく動作
を行うためには，少なくとも外転は，130°の可動
域を要することが示された．また，この肩関節可
動域は，他の関節の可動域制限とは独立して，着
衣，起立，衛生，届く範囲，家事や雑用のカテゴ
リーにおける困難度の因子となっていた．その他
の関節についても，肘伸展屈曲 120°，手関節回内

外 150°，伸展屈曲 70°，股伸展屈曲 125°，膝伸展
屈曲 125°，程度が目安となる可動域であった．患
者の状態把握のために，有用な情報と考えられ
る[3]．

　TUG については，下肢機能に特に関連する起
立，歩行，家事や雑用のカテゴリーにおける困難
度と，強く関連していた．また，機能的寛解
(HAQ-DI≦0.5)の患者の TUG は 9.0 秒(年齢，
性，調整後)と算出された(図 2)[4]．

　客観的数値は，他の医療スタッフ，そして患者
と状態を把握し，共有する際にも有用であり，日
常診療においても不可欠なものと考える．

おわりに

　薬物治療による全身的炎症の抑制，多関節炎の
コントロールの改善により，手術治療，リハビリ
テーション治療により身体機能障害の改善し，治
療成績を積み上げることが可能となったと言え
る．RA 診療ガイドライン 2020 において非薬物療
法のアルゴリズムが世界に先駆けて策定された．
その中で，今回述べたような可動域，動作速度も
含めた，慎重な身体機能評価を行うこと，手術治
療をする際には，適切なタイミングが重要である
ことが記載されている．RA 患者の高齢化を踏ま
えても，身体機能評価は重要性を増している．

薬物療法，リハビリテーション，外科的治療と，確実な手段を積み上げ，RA 患者の QOL 向上を目指すべきであると考える．

文　献

1) Nikiphorou E, et al：Association between rheumatoid arthritis disease activity, progression of functional limitation and long-term risk of orthopaedic surgery：combined analysis of two prospective cohorts supports EULAR treat to target DAS thresholds. *Ann Rheum Dis,* **75**(12)：2080-2086, 2016.
   Summary　RA 治療経過における関節手術発生頻度を検討したコホート研究．
2) 一般社団法人日本リウマチ学会編：関節リウマチ診療ガイドライン 2020，診断と治療社，2021.
3) Kojima T, et al：Characteristics of functional impairment in patients with long-standing rheumatoid arthritis based on range of motion of joints：Baseline data from a multicenter prospective observational cohort study to evaluate the effectiveness of joint surgery in the treat-to-target era. *Mod Rheumatol,* **28**(3)：474-481, 2018.
   Summary　RA 関節手術を受ける患者についてのコホート研究：関節可動域と身体機能評価について検討．
4) Kojima T, et al：Validation and reliability of the Timed Up and Go test for measuring objective functional impairment in patients with long-standing rheumatoid arthritis：a cross-sectional study. *Int J Rheum Dis,* **21**(10)：1793-1800, 2018.
   Summary　RA 関節手術を受ける患者についてのコホート研究：動作速度と身体機能評価について検討．

MB Med Reha No.288：11-16, 2023

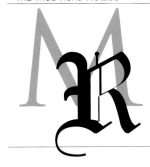

特集／関節リウマチのリハビリテーション診療 update

関節リウマチの運動療法 update

島原範芳*

Abstract　関節リウマチに対するリハビリテーション診療の目的はパラダイムシフトによって，"関節を守り"，"生活を護る" ことから患者の "人生を衛る" こと，言い換えると，診断から治療期，生活期，終末期などのライフステージの変化の中で，「患者が望む自分らしい生活様式や社会生活を再獲得し，QOL や満足度の向上を図る」ことに変換してきた．運動療法も機能訓練主体の受動的治療からの脱却を図る時代になっている．診療を一般社会生活と分離することなく患者の人生として捉え，患者が希望する生活・人生の実現・維持を目標とした能動的運動療法の実践へと update されなくてはならない．本稿では，我々が実践している "患者のライフステージに応じた社会参加活動促進のための身体活動促進支援プログラム" を紹介するとともに，寛解達成時代の運動療法について概説する．

Key words　関節リウマチ(rheumatoid arthritis)，運動療法(therapeutic exercise)，ライフステージ支援(support for life stages)，生活の質(quality of life)

関節リウマチ診療の進歩と運動療法の変化

　関節リウマチ(RA)診療の治療目標は，1980～90年代に主流であった疼痛の軽減を目指すことから，2000年代のアンカードラッグであるメトトレキサート，生物学的製剤の導入により，関節破壊の進行抑制が可能となり，臨床的寛解・構造的寛解・機能的寛解の達成が可能となった[1]～[4]．この大きな変化は "パラダイムシフト" と呼ばれ，リハビリテーション医療の分野においても，大きな転換点となった．パラダイムシフト以前の運動療法を含むリハビリテーション医療では，"関節を守り"，"生活を護る" ことを目的とされてきた．具体的には，関節保護の厳守や日常生活動作(activities of daily living；ADL)や日常生活関連動作(instrumental activities of daily living；IADL)の指導といった患者教育，疾患活動性に合わせて強度・頻度を調整した運動療法が行われた．一方で，パラダイムシフト以降では，治療目標として "疾患活動性の低下および関節破壊の進行抑制を介して，長期予後の改善，特に生活の質(quality of life；QOL)の最大化と生命予後の改善を目指す" ことを目的とされている[5]．そのため，寛解達成時代における運動療法を含むリハビリテーション医療の目的は，患者の "人生を衛る" こと，言い換えると，診断から治療期，生活期(移行期・就労期・妊娠可能／妊娠期・育児期・老年期)，終末期などのライフステージの変化の中で，「患者が望む自分らしい生活様式や社会生活を再獲得し，QOLや満足度の向上を図る」ことに変換してきた．

RA の運動療法とライフステージ支援

　寛解達成時代の運動療法では，ライフステージに応じた患者支援といった視点を持つことが重要

* Noriyoshi SHIMAHARA，〒790-0858 愛媛県松山市道後姫塚乙21-21　道後温泉病院リウマチセンターリハビリテーション科理学療法部門，副科長

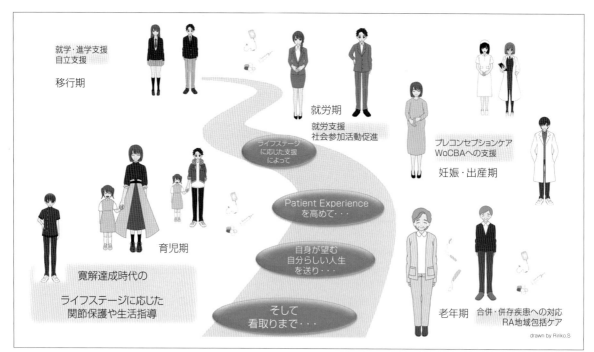

図 1. ライフステージに応じた患者支援
（https://www.ryumachi-jp.com/medical-staff/pt/より引用）

である（**図 1**）. 診療を一般社会から分離することなくペイシェント・ジャーニー（患者の人生）[6] として捉え，各ステージに応じた患者のニーズを聴取し，運動療法を提供することが求められる. その例として移行期では学業や部活動・学校行事への参加や進学，就労期には就労継続のほか，職業や職場環境に合わせた関節保護など，誤用・過用への対応が必要である. さらに旅行やスポーツ，交際や交友などのプライベートや余暇の充実も必要となる. 妊娠可能／妊娠期・育児期には，妊娠・挙児の希望に対し薬物療法の調整と身体能力の維持を考慮しなければならない. 育児期には，家事・育児と就労の両立といった状況の中での関節保護や誤用・過用への対応が必要である. 老年期には，併存疾患や，フレイル，サルコペニア，ロコモティブ・シンドロームといった老年症候群による重複障害の中で健康寿命の延伸や充実した余生といった要望への対応も大事である. 一方で，理学療法士は，患者のライフステージやペイシェント・エクスペリエンス（患者経験価値）に沿った課題を把握したうえで，適切な治療目標を設定し，個別性の高い課題へ対応していく必要が

ある. すなわち，患者が希望する生活様式の実現や社会参加活動の促進などを目標とした能動的運動療法の実践へと転換しなくてはならない.

寛解達成時代のRA患者に対する運動療法update

寛解・低疾患活動性・機能的寛解を達成している当院外来通院中RA患者に対する"治療満足度"や"人生の満足度"に関する調査では，満足度を低下させる要因は，全世代を通じて残存する痛みが最も多く，次いで若年層では仕事などの社会生活活動の制限が45.8%，壮年層では関節可動域制限が51.0%，前期高齢者では関節可動域制限が27.3%，後期高齢者では身の回りの生活動作の制限が25.0%を占めるなど各年代間において差が見られた. 臨床的・構造的・機能的寛解が達成されても患者には，ライフステージや世代間で異なったunmet medical needsが存在する可能性がある. つまり，若年層の患者には社会参加を含む社会生活能力向上に対する潜在的な要望があり，壮年層以降はADL・IADLの改善・維持の要望があり，それらに残存する痛みが関連していた. また，薬物治療中のRA患者が十分な治療満足度を

実感しておらず，その要因は疲労感（82％），疼痛（76％），身体的健康感の低下（75％）であるとの報告もある[7]．

寛解達成時代の RA 患者に対する運動療法の実践においては，患者の年齢や社会的背景，ライフステージごとの個別性の高い needs に焦点を当てることが重要である．全国規模の RA データベースである "National Database of Rheumatic Diseases in Japan" では，対象患者の約 75％が機能的寛解を達成していると報告されている[8]．つまり，国際生活機能分類（international classification of functioning, disability and health；ICF）の身体構造に関する問題や，活動に関する問題は減少しており，参加に関する問題に対応することが求められている．言い換えると，関節機能障害・能力障害の改善ではなく，個人の家庭での役割や就労といった社会参加活動の他，趣味やレジャーなどの余暇活動の継続が対象である．つまり，運動療法実践においては，関節可動域改善や筋力強化をもって ADL，IADL を改善するといった "ミクロからマクロへの視点" から，患者の望む人生を維持するための身体機能の向上・維持を図るといった "マクロからミクロへの視点" の変換が，運動療法の update において必要である．

実際の臨床場面において，"時々，痛みを感じますが仕事も休むことなく続けています" といった患者に遭遇する．このような場合に，"仕事ができない"，あるいは "仕事がなんとかできる"，"仕事ができる" といった量的評価を主軸とした解釈は大きな意味を持たない．重要なのは，"どのようなやり方" で，あるいは "どのような状況" で就労を継続しているか，といった質的な側面に注目する必要がある．痛みの存在についても炎症増悪や変形惹起・進行といったリスクになるものなのか，筋筋膜性疼痛といった機能的疼痛なのかを精査することが大切である．仮に，関節機能などに影響を及ぼさない機能的疼痛であっても痛みの存在は患者の治療満足度を低下させる要因[7]であり，心理情動的問題につながる要因[9][10]であるた

め，社会参加活動継続に対するアドヒアランス向上や自己効力感，レジリエンス向上のための支援的対応が必要である．つまり，運動療法の目的は，"患者の人生の質を高め，維持する" ことであるといった点を忘れてはならない．現時点での就労が可能か，否か，だけでなく，将来にわたって就労継続が可能である，といった点も運動療法の治療対象である．やり甲斐のある仕事を継続できる，就労に見合った収入が将来的に保障される，それらも QOL に影響する．今必要とされる治療の提供とともに，将来に必要とされる機能・能力を維持するために治療を継続する．すなわち，個別性・連続性を両立した息の長い運動療法を含むリハビリテーション治療を実践していく必要がある．

寛解達成時代の RA 患者に対する運動療法：pitfall への対応

RA に対する運動療法における最大の懸案事項は，運動負荷量や頻度である．限定的ながら存在する RA に対する運動療法の evidence[11][12]は，運動生理学を基準とした運動器疾患に対する evidence といった内容に近い．これらは筆者らが持っている RA に対する運動療法の臨床的感覚とは大きく異なる．寛解が達成可能な治療目標となった今日，高強度・高頻度による運動療法が可能な症例も存在する．過負荷による関節機能悪化という pitfall と，低強度・低頻度による廃用という pitfall の狭間で，悩むことも少なくないだろう．実際の臨床場面においては，evidence に示されている負荷や頻度を患者ごと，あるいは関節ごとに理学所見や患者の主観的評価を交えつつ調整し，最適解を探すといった try and error も運動療法の工夫と考えたい．

発症早期 RA 患者の臨床的・構造的寛解の達成は，誤用・過用という新しい問題を生み出した．誤用・過用による手指・足趾などの小関節への負荷は，今日の RA のリハビリテーション診療，ライフステージに応じた患者支援における大きな障壁である[13]．ADL や IADL の向上，社会参加活動

促進における大きな pitfall である．ライフステージにおける患者の個別性の高い needs への対応を考えた時，誤用・過用による変形発生・進行予防のための関節保護指導は患者の数だけ存在するといっても過言ではない．関節保護指導だけでなく，補装具の適応も考えると，パラダイムシフト以前の"RA の機能障害に伴う特異的な代償動作[14]"に対する関節保護指導とは別次元の問題となる．移行期における学業や部活動，学校行事参加に対しては患者の思春期における生活の充実や外観面も考慮する必要がある．就労期では患者の職業や立場，職場環境も考慮する必要がある．家事に対しては家屋環境や家屋構造，家庭内での役割を詳細に評価する必要がある．出産期・育児期においては活動内容が継時的に変化していくことも考慮し対応を変化させる必要もある．そのほか，余暇活動まで考えると関節保護の対象範囲は人生全般にわたる．さらに，手指・足趾関節の関節保護については，より早期からの繊細な対応が必要となっている．関節保護の実践においては，炎症発生時から腫脹が沈静化した時の軟部支持組織へのストレスを予見して，"関節変形発生・増悪"を予防するスプリントや足底板[15]を提供するなど，予防的対応の重要性が増してきている．詳細は別稿に譲るが，実践には RA の病変・病態を熟知した上で，視診，触診を交え，軟部支持組織の緊張度合いなどの理学所見を考慮しながら関節症状の推移を予見・推論するなどの極めて高い臨床能力が求められる．痛みや腫脹の有無，関節可動域のチェックだけでは，変形予防の"啐啄の機"を逃す可能性があることに注意したい．

寛解達成時代の RA 患者に対する
運動療法とその実際

　我々が実践している"患者のライフステージに応じた社会参加活動促進のための身体活動促進支援プログラム"を主軸とした運動療法を紹介する．本プログラムの特徴は，在宅で実現可能な運動療法を監視下で行うことにある．以下では，プログラムの概要およびライフステージの異なる症例を提示する（**表 1**）．

- 本プログラムは，RA 患者でも安全に行える四肢体幹の関節運動を選定した筋力増強訓練を主体とする．患者の RA 症状などを考慮し，自重または重錘を用いて運動強度を設定する．
- 回数・頻度は，1 セット 10 回 3 セットを基本とし 3 か月間毎日実施させる．事前に RA 症状やライフワークバランスに応じて自己調整法を指導する．運動日誌を用いて実施状況を記録させ，外来通院の際にフィードバックを行う．
- 運動に伴う RA 症状の増悪がないことを実感してもらうことで，運動恐怖を克服させ，アドヒアランスの向上を図る．運動プログラムの実施を足掛かりとして，ライフステージに応じた身体活動の賦活を図る．

　症例 1：就労期の 40 歳台の女性 RA 患者．罹病期間 17 年，Steinbrocker stage Ⅲ/Class 1，入院歴なし
　＜現病歴＞
　就労時の散発的な足関節の疼痛のほか，足趾の疼痛や疲労感などから，就労継続に対する不安を訴える．
　＜課題点＞
　就労期といったライフステージの中で，就労の継続という個別性の高い社会的な課題を抱えていた．疼痛や疲労感の不安から，自己効力感や QOL が低下していると推論した．
　＜治療プログラム＞
　軟性ポリエチレン性足関節装具を作成し，就労時の装着を推奨した．加えて，就労の継続のために身体活動賦活を目標として，本プログラムを提案した．
　＜治療効果＞
　プログラム実施中に有害事象を認めなかった．プログラムの実施率は 100％と，アドヒアランスは高く維持できていた．プログラム実施前後において，疾患活動性の増悪は認めず，身体機能因子

表 1. 治療効果と満足度

		症例1(就労期)		症例2(老年期)	
		開始時	3か月後	開始時	3か月後
疾患活動性	SDAI	14.5	9.2	1.6	1.6
身体機能因子	SMI, kg/m²	5.5	5.8	4.6	4.6
	SPPB	9	10	10	10
精神心理因子	PSEQ	46	57	48	60
	TSK	34	33	28	17
生活機能因子	HAQ	0.1	0	0.8	0.6
	PDAS	4	0	0	1
身体活動量	MVPA, 分/週	106.8	101.8	19.2	110.9
	歩数, 歩/日	5,531	7,013	1,528	3,246
QOL	SF-36				
	身体的QOL	34.4	45.4	51.2	53.8
	精神的QOL	58.5	59.2	45.9	60.6
	社会的QOL	54.5	54.2	59.9	53.1

QOL；quality of life
SMI；skeletal muscle mass index
PSEQ；pain self-efficacy questionnaire
HAQ；health assessment questionnaire
MVPA；moderate-to-vigorous physical activity

SDAI；simplified disease activity index
SPPB；short physical performance battery
TSK；tampa scale for kinesiophobia
PDAS；pain disability assessment scale
SF-36；MOS 36-item short-form health survey

が改善した．さらに，足関節装具による疼痛の軽減と，疼痛に対する自己効力感(精神心理因子)が改善し，身体活動量が増加につながった．就労継続に対する効力感が向上し，QOL が改善した．

症例2：老年期の70歳台の女性 RA 患者．罹病期間13年，Steinbrocker stage Ⅲ/Class 1，入院歴なし

<現病歴>

散発的な足趾の疼痛,体力の低下から,友人との芝居鑑賞やハイキングなどを控える，または誘いを断るなど閉鎖的かつ内向的な生活を送っていた．

<課題点>

老年期といったライフステージの中で，余暇活動の充実という個別性の高い社会的な課題を抱えていた．疼痛の増悪や加齢に伴う疲労感から社会参加活動を制限していた．運動恐怖や身体不活動に伴い QOL が低下していると推論した．

<治療プログラム>

メタターザルパッドやアーチサポート付きの足底装具を作製し，屋内外での使用を推奨した．加

えて，余暇活動促進のために身体活動賦活を目標として，本プログラムを提案した．

<治療効果>

プログラム実施中に有害事象を認めなかった．プログラム実施率は85%と，アドヒアランスを高く維持できていた．プログラム実施前後において，疾患活動性の増悪や，身体機能因子・生活機能因子に変化はなかった．足底装具による疼痛の軽減，運動恐怖や痛みの自己効力感(精神心理因子)が改善し，身体活動量の増加につながった．余暇活動といった社会参加活動に対する効力感が向上し，QOL が改善した．

まとめ

今日の関節リウマチに対するリハビリテーション診療の目標は，患者が希望する生活・人生を実現することであり，患者の"人生を衛る"ことである．リハビリテーション専門職種は，ライフステージに応じた患者支援といった視点を持ち，各ステージに応じた患者の個別性の高い社会参加に関する needs を実現する必要がある．運動療法の

実践においては，患者の望む人生を維持するために身体機能の向上・維持を図るといった"マクロからミクロを考える"視点への update が必要である．

文　献

1) 前田眞治：関節リウマチのリハビリテーション―最近の変化から―. 理学療法学, **42**(4)：323-326, 2015.
2) 佐浦隆一ほか：関節リウマチのリハビリテーション医療. *J Clin Rehab*, **27**(4)：334-341, 2018.
3) 松下　功：関節リウマチの疫学・診断・診療ガイドライン. *Jpn J Rehabil Med*, **57**(11)：1005-1010, 2020.
4) 松下　功：関節リウマチに対するリハビリテーション治療. 整・災害, **64**(2)：189-194, 2021.
   Summary 関節リウマチ患者の長期の機能と日常生活動作を維持するために，薬物療法に加え積極的なリハビリテーション治療の実施が望まれる.
5) 一般社団法人日本リウマチ学会編集：治療方針. 関節リウマチ診療ガイドライン 2020, 16-19, 診断と治療社, 2021.
6) Simpson C, et al：The patient's journey：rheumatoid arthritis. *BMJ*, **331**(7521)：887-889, 2005.
7) Radawski C, et al：Patient Perceptions of Unmet Medical Need in Rheumatoid Arthritis：A Cross-Sectional Survey in the USA. *Rheumatol Ther*, **6**(3)：461-471, 2019.
   Summary b-DMARDs 加療中の RA 患者の約75%が治療に満足しておらず，心理社会的因子や日常活動に影響を与える症状を経験し続けている.
8) Kato E, et al：The age at onset of rheumatoid arthritis is increasing in Japan：a nationwide database study. *Int J Rheum Dis*, **20**(7)：839-845, 2017.
9) 島原範芳ほか：生物学的製剤使用中の関節リウマチ患者の疼痛症状，機能障害，精神心理的問題の関連性―心理社会的側面評価の重要性. 臨リウマチ, **30**(3)：154-165, 2018.
   Summary b-DMARDs 使用中にて在宅生活を維持出来ている RA 患者の中にも，強い破局的思考に苛まれている患者が存在する.
10) 島原範芳ほか：関節リウマチ患者の訴える痛みに如何に取り組むか―寛解後も残存する痛みを修飾する因子と愁訴の関係性を中心に―. 日関節病会誌, **40**(2)：134-140, 2021.
    Summary RA 診療の進歩から，疼痛が ADL を制限することは少なくなった. しかし，残存する痛みによる心理情動的問題や疼痛認知の歪みから廃用に陥るリスクは存在する.
11) Lange E, et al：Effects of aerobic and resistance exercise in older adults with rheumatoid arthritis：a randomized controlled trial. *Arthritis Care Res*(*Hoboken*), **71**(1)：61-70, 2019.
12) Hu H, et al：The effect of physical exercise on rheumatoid arthritis：An overview of systematic reviews and meta-analysis. *J Adv Nurs*, **77**(2)：506-522, 2021.
13) 山本直弥ほか：関節リウマチ患者の理学療法における代償運動の捉え方. 理学療法, **39**(8)：693-702, 2022.
14) 島原範芳：慢性関節リウマチの代償動作. 理学療法, **19**(5)：599-603, 2002.
15) Hishikawa N, et al：Foot orthosis treatment improves physical activity but not muscle quantity in patients with concurrent rheumatoid arthritis and sarcopenia. *Mod Rheumatol*, **31**(5)：997-1003, 2021.

運動器臨床解剖学

― チーム秋田の「メゾ解剖学」基本講座 ―

大好評

編集 東京医科歯科大学 **秋田恵一　二村昭元**

2020 年 5 月発行　B5 判　186 頁
定価 5,940 円 (本体 5,400 円＋税)

マクロよりも詳しく、ミクロよりもわかりやすく！
「関節鏡視下手術時代に必要なメゾ (中間の) 解剖学」

肩、肘、手、股、膝、足を中心に、今までの解剖学の「通説」を覆す新しい知見をまとめた本書。
解剖学を学ぶ方のみならず、運動器を扱うすべての方必読です‼

目次

詳しくはこちら！

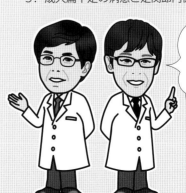

難しすぎずに、
今より理解が
深まります！

 全日本病院出版会　〒113-0033 東京都文京区本郷 3-16-4　Tel:03-5689-5989
www.zenniti.com　Fax:03-5689-8030

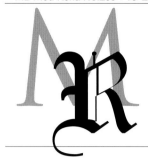

特集／関節リウマチのリハビリテーション診療 update

関節リウマチにおけるサルコペニアの実態と予防

望月　猛*

Abstract　サルコペニア（加齢性筋肉減少症）は筋肉量の低下を主体とし，握力や歩行速度の低下の機能低下を伴う概念である．アジア人を対象とした診断基準は 2019 年に実臨床に活かしやすく改訂された．関節リウマチは，一般人口よりサルコペニアの発生率は高いと報告されている．炎症性疾患であり，サルコペニアに陥りやすい疾患であると言える．特に関節リウマチに関連するサルコペニアの要因として，炎症，ステロイド，低栄養，機能障害などがある．これらを考慮したマネージメントが必要である．また，筋量増加のための運動療法や栄養補助についても言及する．リウマチ医には，サルコペニアの予防には危険因子を理解しながら，全身管理をすることが求められている．

Key words　関節リウマチ（rheumatoid arthritis），サルコペニア（sarcopenia），炎症（inflammation），ステロイド（steroid），栄養（nutrition）

定　義

サルコペニア（加齢性筋肉減少症）は筋肉量の低下を主体とし，握力や歩行速度の低下の機能低下を伴う概念である．サルコペニアに関する欧州ワーキンググループ（the European working group on sarcopenia in older people；EWGSOP）により 2010 年に定義づけられ，以後，改訂が行われてきている．重症度分類（プレサルコペニア，サルコペニア，重症サルコペニア）（**表 1**）と加齢以外の原因がある二次性の分類（廃用，カヘキシア，低栄養）を提唱している．関節リウマチ（RA）は疾患に関連するサルコペニア（カヘキシア）の炎症性疾患に分類される[1]．

診　断

日本人には，アジア人を対象とした診断基準が Asian working group for sarcopenia（AWGS）から提唱されており，直近では 2019 年に改訂された[2]．

1．スクリーニング

サルコペニアの診断の入り口として，自己記入式質問票 SARC-F を用いることが推奨されている．握力，歩行，椅子からの立ち上がり，階段の昇り，転倒の 5 項目を 0〜2 点で評価し（**表 2**），4 点以上がサルコペニアのカットオフ値とされ，次のアセスメントを考慮する[3]．

2．主に診療所での診断

骨格筋量の測定が難しい場合，SARC-F や SARC-F に下腿周囲径を加えた SARC-Calf でスクリーニングを行い，サルコペニアが疑われた場合，握力（男性 28 kg 未満，女性 18 kg 未満）や 5 回椅子立ち上がりテスト（12 秒以上）を用いて診断を行う．さらにサルコペニアの可能性が高い場合には，確定診断のための病院への紹介や教育を行う．

3．主に病院での診断

握力（男性 28 kg 未満，女性 18 kg 未満），6 m

* Takeshi MOCHIZUKI，〒 273-0121　千葉県鎌ケ谷市初富 929-6　医療法人徳洲会鎌ケ谷総合病院，副院長／東京女子医科大学整形外科，派遣准教授

表 1. 重症度分類

定 義	
プレサルコペニア	骨格筋量低下
サルコペニア	握力低下または身体機能低下，かつ骨格筋量低下
重症サルコペニア	握力低下かつ身体機能低下，かつ骨格筋量低下

歩行（1.0 m/秒未満），5 回椅子立ち上がりテスト（12 秒以上），short physical performance battery（SPPB）（9 点以下），骨格筋量（DXA 法：男性 7.0 kg/m^2 未満，女性 5.4 kg/m^2 未満，BIA 法：男性 7.0 kg/m^2 未満，女性 5.7 kg/m^2 未満）の計測を行う．2019 年の改訂では握力の男性，歩行速度が変更になった．**表 1** を参照して診断を行う．

疫 学

本邦での横断研究では，AWGS 2014 基準でのサルコペニアの頻度は，388 例の関節リウマチ（RA）患者において，全年齢群の 37.1%，65 歳以上で 51.0% であった[4]．我々の研究では，65 歳未満の 10.3%，65 歳以上の 29.6% であった[5][6]．一般人口では 60 歳以上において 8.7% であり[7]，65 歳以上で 7.5% であった[8]．既報から見ても，RA 患者のサルコペニア発生率は一般人口より高いと考えられる．

RA とサルコペニア・筋量低下の主な要因

サルコペニアには複数の要因があり，単独ではなく，多くの要因が重なり合って，サルコペニアになっていく．一般的には，身体活動の低下，栄養不足，炎症，酸化ストレス，インスリン抵抗性などがある．RA に特異的に関連する要因を以下に示す．

1．炎 症

RA では炎症性サイトカインである tumor necrosis factor（TNF）-α やインターロイキン（IL）-6 が上昇し，炎症マーカーである C 反応性蛋白（CRP）が上昇している．TNF-α，IL-6，CRP が大腿筋量，握力，膝進展力と負の相関をする[9]．IL-6 や CRP の高値はサルコペニアの危険因子である[6][10]．炎症の消失は RA の治療目標である．

2．ステロイド

ステロイドは抗炎症作用により RA の治療薬と

表 2. SARC-F の質問内容

質 問	
握 力	4〜5 kg の物を持ち上げて運ぶ
歩 行	部屋の中を歩く
椅子からの立ち上がり	椅子やベッドから移動する
階段の昇り	階段を 10 段昇る
転 倒	この 1 年間の転倒回数

して使用されている．ステロイドの筋への作用は，蛋白を分解してアミノ酸から糖を作ること，筋細胞の分解・萎縮をもたらすことである．ステロイドは骨格筋細胞の骨格筋グルココルチコイド受容体を介してミオスタチンの産生を増加させる[11]．ミオスタチンは筋肉の成長を阻害する蛋白質の一種である．ステロイドの投与量は CT や MRI で計測された骨格筋量と負の相関を示す[12]．ステロイドはガイドラインにおいても短期使用がすすめられている．

3．低栄養

RA は健常人と比較して同じ肥満度でも筋肉量が少なく，体脂肪が多い．さらに低体重や低アルブミン血症の割合も多い[13]．RA 患者においても低栄養はサルコペニアや筋量低下の関連因子とされている[4][14]．蛋白質摂取の減少は筋肉量を減少させる．筋肉の蛋白代謝にはアミノ酸の供給が不可欠であり，筋肉構成をしているアミノ酸は 30〜40% が必須アミノ酸である．特に分岐鎖アミノ酸が関与していて，不足すると筋肉分解が生じる．

4．機能障害・不動

RA では強い炎症，関節破壊の進行の存在により活動量が減少することが多い．RA の機能障害の標準的指標である health assessment questionnaire-disability index（HAQ-DI）があり，経時的に悪化することが知られている[15]．我々の研究では，サルコペニアの発生率は，HAQ-DI≦0.5 では，高年齢群（77〜90 歳）の方が他の年齢群（65〜71 歳，72〜76 歳）より有意に高かった．一方，

HAQ-DI>0.5ではどの年齢群(66〜74歳, 75〜81歳, 82〜90歳)でも差はなく, HAQ-DI≦0.5の高年齢群よりも発生率が高かった[6]. つまり, 機能的寛解が得られていないRA患者ではどの年齢群でもサルコペニアを生じ得る可能性があるということである. RA治療経過中にHAQ-DIを観察し, 機能障害を抑えることがRA治療目標の1つであるとともにサルコペニアの予防にもつながると言える.

予防を含めたマネージメント

サルコペニアの危険因子を考慮した予防が求められる. RA患者のマネージメントに特に必要な項目を以下に示す.
① 炎症の消失を可及的速やかに, かつ, 維持すること
② ステロイドは必要最低限の使用にとどめること
③ 蛋白質摂取, 特にアミノ酸を含めた栄養サポートをすること
④ 不動を避けるために機能障害を抑制し, 運動療法を行うこと

1. 運動療法について

RA患者における運動療法における筋肉量の影響では, 高負荷レジスタンストレーニング群, 低負荷レジスタンスかつ血流制限トレーニング群, コントロール群の12週時の評価において, コントロール群に比して他の2群は有意な大腿四頭筋断面積の増加, timed-up-and-go(TUG) testの改善を認めている[16]. レジスタンストレーニングはサルコペニアに対し高強度の方が有効ではあるが, 低強度でも筋力強化は得られる[17]. RA患者では低強度の運動しかできない場合が少なくない. RA患者を対象に低強度の運動である6か月間のロコモ体操はHAQ-DI, TUG test, 片脚起立の有意な改善を認めている[18]. 運動療法は可及的速やかに開始し, 運動療法が可能な身体機能を維持することが重要である.

2. 栄養補助について

前述の通り, 筋肉の蛋白代謝にはアミノ酸の供給が不可欠である. 必須アミノ酸の中でも分岐鎖アミノ酸(バリン, ロイシン, イソロイシン)が筋蛋白合成に必要であり, 特にロイシンにその作用が強い[19]. 運動療法により筋肉量の増加は認められているが, アミノ酸摂取併用によりさらに高い増加効果が認められる[20]. 特に低アルブミン血症を有する場合や運動効果が上がらない場合は栄養改善・補助を考慮する必要がある.

さいごに

RAはサルコペニアになりやすい要因を有しやすい疾患であると言える. 早期にサルコペニアを見つけるために定期的な筋量や機能の計測が必要である. 実際の臨床では改訂された基準を用いてまずスクリーニングをすることが推奨される. またRAにおけるサルコペニアの危険因子は複数が重なり合っており(図1), 予防対策に対するエビデンスはまだ十分とは言えないが, サルコペニアの予防には危険因子を理解しながら, 全身管理を行うことで健康寿命の延伸が期待できる.

文 献

1) Cruz-Jentoft AJ, et al：Sarcopenia European consensus on definition and diagnosis Report of the European Working Group on Sarcopenia in Older People. *Age Ageing*, 39(4)：412-423, 2010.
2) Chen LK, et al：Asian Working Group for Sarcopenia 2019 Consensus Update on Sarcopenia Diagnosis and Treatment. *J Am Med Dir Assoc*, 21(3)：300-307. e2, 2020.
   Summary Asian Working Group for Sarcopenia から提唱されているアジア人を対象としたサルコペニアの診断基準の2019年改訂版である. 診療所, 病院での診断方法が記載されている.
3) サルコペニア診療実践ガイド作成委員会：サルコペニア診療実践ガイド, 一般社団法人日本サルコペニア・フレイル学会, 2019.
4) Torii M, et al：Prevalence and factors associated with sarcopenia in patients with rheumatoid

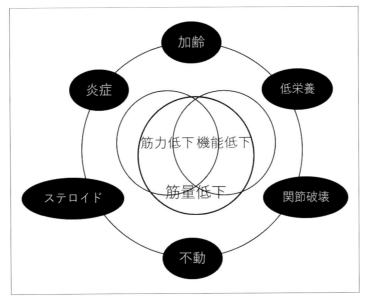

図 1. RA 患者のサルコペニアに至る病態

（筆者作成）

arthritis. *Mod Rheumatol*, **29**(4)：589-595, 2019.

5）Mochizuki T, et al：Sarcopenia in Japanese younger patients with rheumatoid arthritis：A cross-sectional study. *Mod Rheumatol*, **31**(2)：504-505, 2021.

6）Mochizuki T, et al：Sarcopenia-associated factors in Japanese patients with rheumatoid arthritis：A cross-sectional study. *Geriatr Gerontol Int*, **19**(9)：907-912, 2019.
　　Summary 横断研究ではあるが，関節リウマチ患者のサルコペニアの頻度や関連因子が報告されている．

7）Yoshimura N, et al：Prevalence and co-existence of locomotive syndrome, sarcopenia, and frailty：the third survey of Research on Osteoarthritis/Osteoporosis Against Disability (ROAD)study. *J Bone Miner Metab*, **37**(6)：1058-1066, 2019.

8）Yoshida D, et al：Using two different algorithms to determine the prevalence of sarcopenia. *Geriatr Gerontol Int*, **14**(Supple 1)：46-51, 2014.

9）Schaap LA, et al：Higher inflammatory marker levels in older persons：associations with 5-year change in muscle mass and muscle strength. *J Gerontol A Biol Sci Med Sci*, **64**(11)：1183-1189, 2009.

10）Kwak JY, et al：Prediction of sarcopenia using a combination of multiple serum biomarkers. *Sci Rep*, **8**(1)：8574, 2018.

11）Beaupere C, et al：Molecular Mechanisms of Glucocorticoid-Induced Insulin Resistance. *Int J Mol Sci*, **22**(2)：623, 2021.

12）Hosono O, et al：Quantitative analysis of skeletal muscle mass in patients with rheumatic diseases under glucocorticoid therapy—comparison among bioelectrical impedance analysis, computed tomography, and magnetic resonance imaging. *Mod Rheumatol*, **25**(2)：257-263, 2015.

13）Fukuda W, et al：Malnutrition and disease progression in patients with rheumatoid arthritis. *Mod Rheumatol*, **15**(2)：104-107, 2005.

14）Mochizuki T, et al：Factors Associated with Nutrition of Japanese Patients with Rheumatoid Arthritis Who Underwent the Mini Nutritional Assessment(MNA), Health Assessment Questionnaire Disability Index, and Body Composition Assessment by Bioelectrical Impedance Analysis. *J Nutr Sci Vitaminol(Tokyo)*, **66**(3)：219-223, 2020.

15）Gwinnutt JM, et al：Twenty-Year Outcome and Association Between Early Treatment and Mortality and Disability in an Inception Cohort of Patients With Rheumatoid Arthritis：Results From the Norfolk Arthritis Register. *Arthritis Rheumatol*, **69**(8)：1566-1575, 2017.

16）Rodrigues R, et al：Low-Load Resistance Training With Blood-Flow Restriction in Relation to Muscle Function, Mass, and Functionality in Women With Rheumatoid Arthritis. *Arthritis Care Res(Hoboken)*, **72**(6)：787-797, 2020.

17) Beckwée D, et al : Exercise Interventions for the Prevention and Treatment of Sarcopenia. A Systematic Umbrella Review. *J Nutr Health Aging*, **23**(6) : 494-502, 2019.

18) Mochizuki T, et al : Effects of Locomotion Training on the Physical Functions and Quality of Life in Patients with Rheumatoid Arthritis : A Pilot Clinical Trial. *Prog Rehabil Med*, **7** : 20220014, 2022.

19) Pasiakos SM, et al : Supplemental dietary leucine and the skeletal muscle anabolic response to essential amino acids. *Nutr Rev*, **69**(9) : 550-557, 2011.

20) Kim HK, et al : Effects of exercise and amino acid supplementation on body composition and physical function in community-dwelling elderly Japanese sarcopenic women : a randomized controlled trial. *J Am Geriatr Soc*, **60**(1) : 16-23, 2012.

ストレスチェック時代の

睡眠・生活リズム
改善 実践マニュアル
―睡眠は健康寿命延伸へのパスポート―

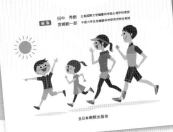

編 集 田中　秀樹　広島国際大学健康科学部心理学科教授
宮崎総一郎　中部大学生命健康科学研究所特任教授

2020年5月発行　B5判 168頁
定価3,630円（本体3,300円＋税）

睡眠に問題のある患者さんに、どのように指導・説明し、生活習慣やストレスを改善するのか？
子どもから高齢者まで誰にでも実践できる
睡眠指導のノウハウをこの一冊に凝縮しました！

CONTENTS

本書巻末に実際に使用している資料を掲載！

Ⅰ **ストレスチェック時代の睡眠・生活リズム改善の必要性**
　1. 睡眠・生活リズム改善の重要性
　2. 睡眠・生活リズム改善のための睡眠関連知識の必要性
　3. ストレスチェックの運用と課題
Ⅱ **睡眠・生体リズムの理解と評価**
　1. 睡眠と生体リズム
　2. 適切な睡眠時間とは
　3. 睡眠の評価
　　コラム　睡眠健康指導前後での，眠気尺度（ESS）と
　　　　　　アテネ不眠尺度（AIS）の応用例
　4. 知っておくと良い睡眠障害
Ⅲ **睡眠・生活リズムからアプローチする心身健康，能力発揮**
　1. 睡眠マネジメント，生活リズム健康法
　2. 職種に応じた睡眠・生活リズム健康法
巻末 **睡眠・生活リズム健康法で活用する資料集**

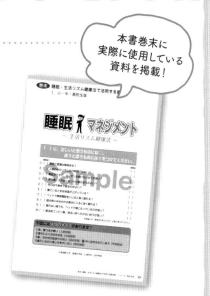

全日本病院出版会　〒113-0033 東京都文京区本郷 3-16-4　Tel：03-5689-5989
www.zenniti.com　　　　　　　　　　　　　　　　　Fax：03-5689-8030

MB Med Reha **No.288**：**24-36**, 2023

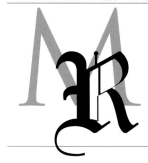

特集／関節リウマチのリハビリテーション診療 update

関節リウマチ治療における作業療法の有効性

林　正春*

　Abstract　　関節リウマチ(以下，RA)の病態は，薬物療法の発展とともに大きく変化している．RA 特有の「朝のこわばり」「炎症」「腫脹」「骨破壊」「変形」は抑制可能となり，ADLや IADL の自立だけでなく，QOL の維持や社会への参画まで可能となる．一方で，RA 患者の平均寿命の延伸により，「認知症」，「フレイル」，「サルコペニア」などの高齢に伴う合併症状を呈する患者，「脳血管疾患」や「悪性腫瘍」などの併発による複数の疾患を呈する患者，高齢発症の患者，数種類の治療を行っても症状が改善しない治療困難患者などリハビリテーションを複雑化している事例が見られる．RA の作業療法は，発症超早期から治療としての介入とライフスタイルや社会活動への参画の支援，様々な病態に対応できる作業療法により，対象者個々の QOL を長期間維持できることを目標とする．

　Key words　　関節リウマチ(rheumatoid arthritis)，作業療法(occupational theraphy)，スプリント(sprint)，自助具(self help device)，社会活動(social activity)

はじめに

　関節リウマチ診療ガイドライン 2020 において，「RA 患者における作業療法は，患者主観的評価を改善させるため，推奨する．」[1] と明記されている(**図 1**)．しかし，作業療法のエビデンスの確実性に関しては，臨床試験におけるバイアスを最小にする盲検化は困難であること，個別性が高く，具体的な介入方法や介入期間は様々で非一貫性であることから，治療効果の確実性は非常に低いとされている．ところが一方で，患者の声をエビデンスとして反映させることを目的とした自記式アンケート調査によると，RA 患者の身体機能維持に対する意識・関心の高さが窺われ，作業療法に対する患者ニーズは強いと考えられる[1]．患者の個別ニーズに応えられる作業療法において，ICF の活動と参加に振り分けられる課題は，メトトレキサート(MTX)や生物学製剤の導入前の治療環境のリハビリテーションでは，目標達成することが困難であったが，薬物療法の発展により，症状が抑制され，活動と参加が可能になってきたことで，作業療法に求める期待が高くなったと考える．

疾患活動性や病態に合わせた作業療法の介入

　治療効果のエビデンスが非常に低いとされている作業療法において，対象者の治療目標達成(treat to target：T2T)(**図 2**)をより効果的にする手段や満足度が高く得られる取り組みとして，関節症状や変形の治療として古くから確立されているスプリント療法，ADL や IADL の改善を図る生活行為自立支援，安心安全に暮らせる生活環境支援がある．それらの取り組みで成果を挙げるためには適切な評価と判断ができる能力や経験が必要となる．また，疾患活動性が寛解，低疾患活動性，中疾患活動性，高疾患活動性の4つに分類され(**図3**)，その活動性に合わせた OT 介入方法を考え

*　Masaharu HAYASHI，〒 410-2502 静岡県伊豆市上白岩 1000　JA 静岡厚生連リハビリテーション中伊豆温泉病院，医療技術部長兼作業療法科技師長

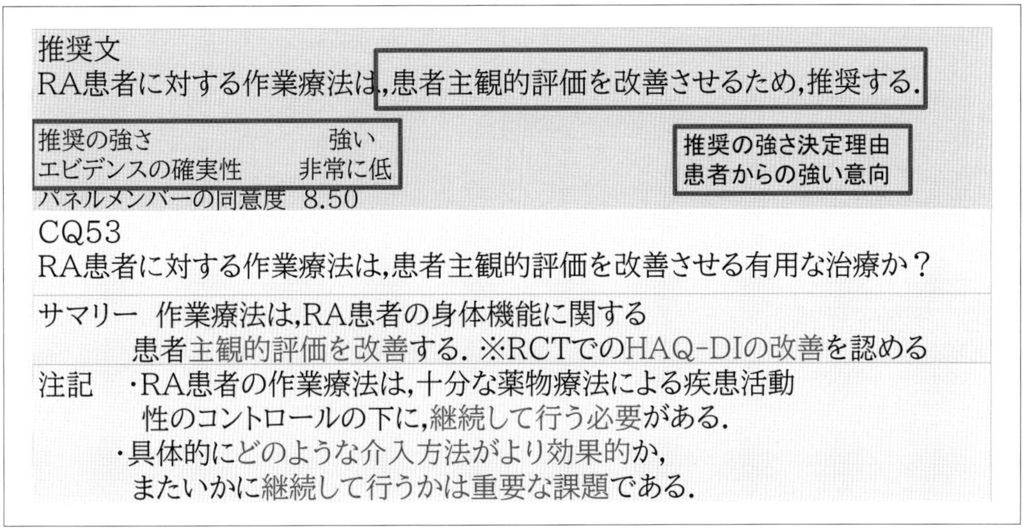

推奨文
RA患者に対する作業療法は,患者主観的評価を改善させるため,推奨する.
推奨の強さ　強い
エビデンスの確実性　非常に低
パネルメンバーの同意度　8.50
推奨の強さ決定理由
患者からの強い意向
CQ53
RA患者に対する作業療法は,患者主観的評価を改善させる有用な治療か？
サマリー　作業療法は,RA患者の身体機能に関する患者主観的評価を改善する. ※RCTでのHAQ-DIの改善を認める
注記　・RA患者の作業療法は,十分な薬物療法による疾患活動性のコントロールの下に,継続して行う必要がある.
・具体的にどのような介入方法がより効果的か,またいかに継続して行うかは重要な課題である.

図 1. JCR 関節リウマチ診療ガイドライン 2020，推奨 53：作業療法の治療効果
（文献 1 より引用）

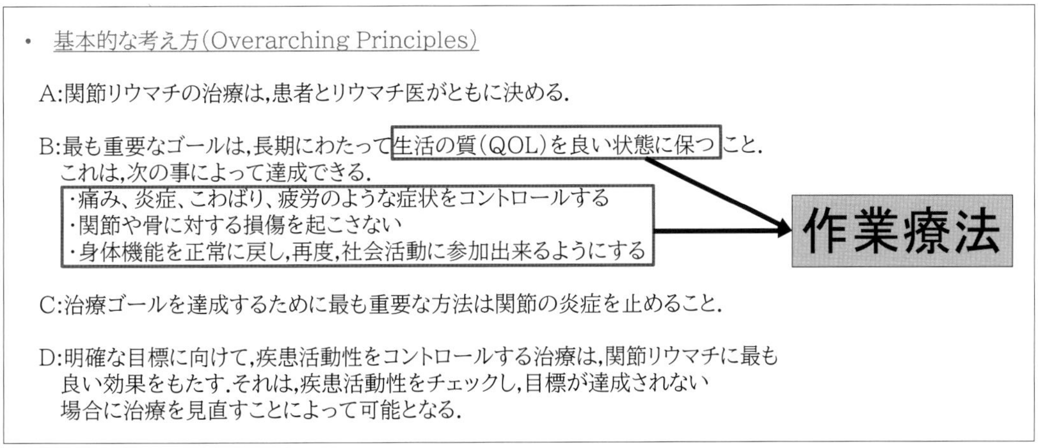

• 基本的な考え方(Overarching Principles)
A:関節リウマチの治療は,患者とリウマチ医がともに決める.
B:最も重要なゴールは,長期にわたって生活の質(QOL)を良い状態に保つこと.
これは,次の事によって達成できる.
・痛み、炎症、こわばり、疲労のような症状をコントロールする
・関節や骨に対する損傷を起こさない
・身体機能を正常に戻し,再度,社会活動に参加出来るようにする
作業療法
C:治療ゴールを達成するために最も重要な方法は関節の炎症を止めること.
D:明確な目標に向けて,疾患活動性をコントロールする治療は,関節リウマチに最も良い効果をもたす.それは,疾患活動性をチェックし,目標が達成されない場合に治療を見直すことによって可能となる.

図 2. 関節リウマチ治療 recommendation
目標達成に向けた治療（treat to target；T2T）と作業療法の有効性

• Remission：寛解
• Low：低疾患活動性
関節運動・筋活動促進（個別リハ・自主トレ・スプリント）
関節変形発生抑制・進行予防（スプリント）
IADL・QOL評価指導自立支援（生活支援用具）
社会活動参画・趣味活動支援（スプリント）
病態に合わせて
作業療法
プログラム
見直し
• Moderate：中疾患活動性
• High：高疾患活動性
関節拘縮・廃用予防（個別リハ・自主トレ）
関節症状の治療・変形進行防止（スプリント）
ADL評価指導自立支援（生活支援用具）

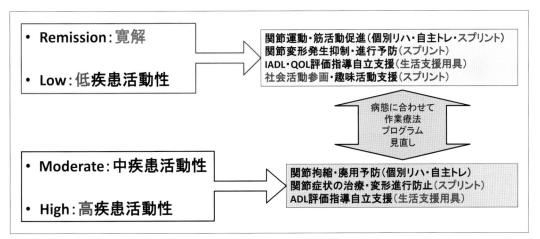

図 3. 疾患活動性に合わせた作業療法プログラム

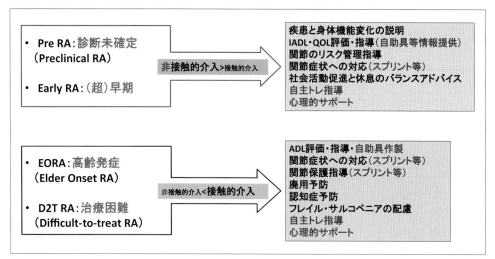

図 4. 病期や病態に合わせた作業療法プログラム

る．寛解や低疾患活動性の時期には，関節の変調を注意しつつ，家庭内活動，趣味活動，社会参加活動などを促進できるマネジメントを行い，中疾患活動性や高疾患活動性の時期には，関節拘縮や廃用予防，変形進行の抑制，生活支援用具の導入による生活行為自立を図る．さらに，病態では，診断未確定 RA（Preclinical RA；PreRA）・発症早期 RA（Early RA）・高齢発症 RA（Elder Onset RA；EORA）・治療困難 RA（Difficult-to-treat RA；D2TRA）と整理（**図 4**）され，PreRA や Ear-lyRA では，非接触型介入が主となり，関節症状とどのように付き合っていくのか，変調が見られる際には，どの職種に相談し，どのような対処をすれば良いのか，リーフレットやホームページなどを活用し，対象者自身でも管理することができるように発信する．EORA や D2TRA では，ADLの自立を確保，身体機能の変調をきたす場合には，関節拘縮や筋力低下の予防を図る．また，フレイル・サルコペニア・認知症を踏まえ，患者個々の特徴を評価分析し，心身機能維持・向上を図る作業療法の実施を考える（**図 4**）．いずれの病期や病態においても作業療法は早期の介入が望ましく，治療目標達成の一助となる．

RA 治療アルゴリズムにおける作業療法の介入

T2T で求められる，生活の質（QOL）を良い状態に保つこと，関節症状のコントロール，社会活動への参加を可能にするために，作業療法の「運動機能促進・変形の改善」「生活行為支援」「生活環境支援」の 3 つのカテゴリー（**図 5**）を対象者に合わせて効果的に実践し，治療目標達成に取り組む．作業療法の治療効果は，エビデンスの確実性が非常に低いとされているが，統計学的に表現できるエビデンスを必ずしもあてにするのではなく，3 つのカテゴリーを個々の病態に合わせて実施し，評価を繰り返しながら目標である「QOL を良い状態に保つ」に近づけられるように介入する．

運動機能を促進し QOL を保つ手法

1．スプリント
1）スプリント療法とは[2]

現在，治療環境が進歩する中においても，関節症状や変形治療を必要とする患者は少なくない．発症早期で薬物により疾患活動性のコントロールが上手くいき，変形の発生を抑制できる患者が増えているが，すでに変形が出現してから薬物による低疾患活動性や寛解に治まる患者においては，オーバーユース由来の変形の進行に注意した治療が必要である．関節症状や変形の改善の治療として薬物療法や手術療法があるが，第 3 の治療方法としてスプリント（装具）療法がある．スプリントとは，医師の指示のもと，主に作業療法士が医学的根拠に基づき，セラピストの創造力を加えて作製する治療用仮装具または簡易装具をいう．スプ

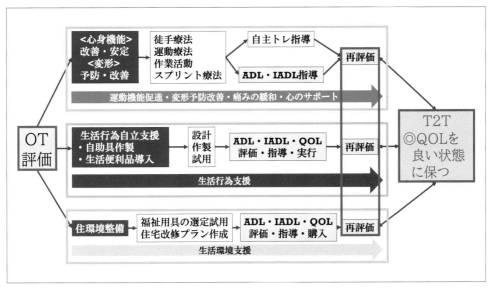

図 5. RA 治療アルゴリズムにおける作業療法の介入方法

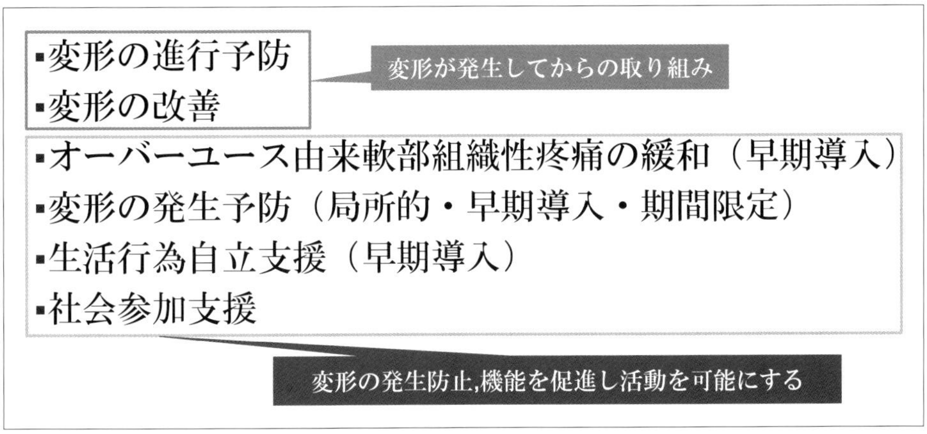

- 変形の進行予防
- 変形の改善

変形が発生してからの取り組み

- オーバーユース由来軟部組織性疼痛の緩和（早期導入）
- 変形の発生予防（局所的・早期導入・期間限定）
- 生活行為自立支援（早期導入）
- 社会参加支援

変形の発生防止，機能を促進し活動を可能にする

図 6. スプリントの導入目的

リント療法は，紀元前 2750 年に骨折の治療で，患部を固定したことが起源となり，16 世紀に発展したと言われ，古くより確立されている．

2）スプリントの導入目的

導入目的として，大きく 2 つに分類される．1 つは，変形が起こってから進行予防や改善目的に導入される場合，もう 1 つは，変形の発生を抑制し，活動と参加を促進する目的で導入する場合である（図 6）．

3）スプリント療法の実践報告[2]

事例 1：着付け師の仕事と趣味活動を可能にするスプリント

事例は，発症から MTX のみの薬物治療を行い，低疾患活動性にコントロールされている 50 歳代の女性である．発症より 2 年目で肩関節痛による ROM 制限が発生し，当院外来受診，上肢機能改善目的にて OT 処方となる．着付け師の仕事の継続を希望することから，仕事内容で関節に影響を与える動作を分析，帯留め，十二単の着付け，仕事道具の運搬，裁縫などが手関節や手指に負担がかかり，疼痛や変形の出現の可能性が高い作業であることを確認．さらに，趣味的活動のゴルフの継続や新しく挑戦を希望するサイクリングもできるように，関節を保護し変形の発生を抑制しながら活動を可能にするスプリントを作製した．

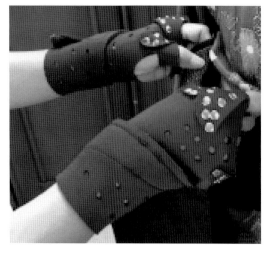

図 7.
着付け師を継続するためのウエットスーツ製動的ス
プリントを導入
【装着効果】
① 握力向上：
　　未装着時：右/左 = 150/148 mmHg
　　装着時：右/左 = 202/232 mmHg
② 動作時の手関節痛軽減
　　VAS：8⇒5
③ 手指アライメントの不備抑制
　　変形予防⇒安心感

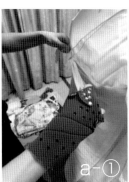
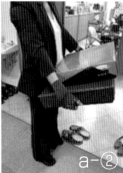
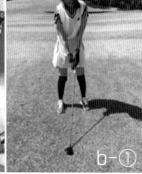
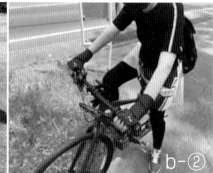

図 8. 仕事と趣味活動を可能にするスプリント
　　　a：着付け師の仕事での装着
　　　① 帯留め，② 道具の運搬
　　　b：趣味活動での装着
　　　① ゴルフ，② サイクリング

<スプリント作製目的>
● オーバーユース由来の手関節軟部組織性疼痛の
　緩和
● MP 関節および手関節尺側偏位発生の防止
● 関節への負担や疲労を軽減し，着付け師として
　の仕事を継続可能にする．
● 趣味活動の維持促進．
　<スプリントの種類>
● 動的スプリント(筆者考案：MP ハンドスプリン
　ト(図 7))
　<素　材>
● ウエットスーツ生地(青色)
　<成　果>
　動的 MP ハンドスプリントの導入で，握力やピ
ンチ力向上，手関節の Paine VAS が 8 から 5 へ軽

減，痛みや変形の発生への不安が軽減し，着付け
師の仕事を継続．また，趣味であるゴルフやサイ
クリングも行えている(図 8)．スプリント療法開始
より 3 年経過しているが，手関節および手指の変
形の発生は認められない．この事例より，T2T の
B で謳われている内容(図 2)を作業療法の介入に
よって図ることができている裏付けとなっている．

　事例 2：調理動作を促進するスプリント
　事例は，発症から 26 年経過．生物学的製剤を使
用し，現在は低疾患活動性を維持．週 1 回外来作
業療法実施(月 13 単位)．生物学的製剤導入時には
すでに stage Ⅳで母指の変形が進行していた．主
婦として家事動作を積極的に行ってきたが，手関
節と母指の疼痛が増強，調理動作での影響が大き
くなってきたため，疼痛緩和と母指変形を抑制

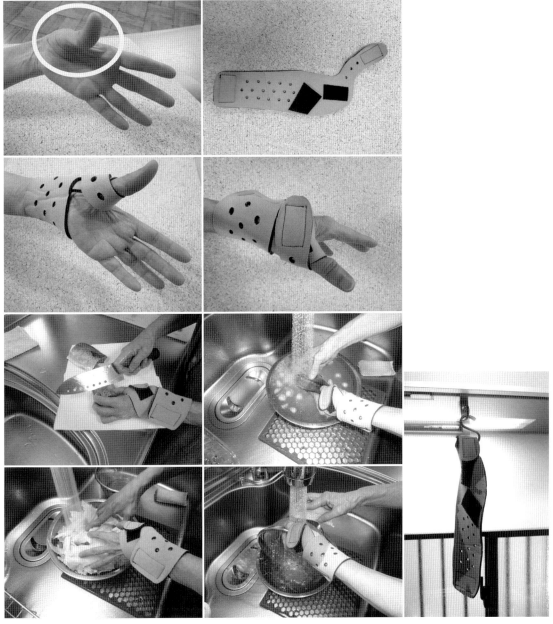

図 9. 母指 MP 関節の疼痛軽減および変形防止
ウエットスーツ製母指スプリント

し，包丁動作が行えるよう母指保護動的スプリン
ト（**図9**）を作製した．スプリントで母指 MP 関節
の内転位を抑制することで，包丁の把持が安定し
魚をさばく，野菜を洗うなどの動作が可能となっ
た．

＜スプリント作製目的＞

● オーバーユース由来の手関節軟部組織性疼痛の
緩和
● 母指 MP 関節疼痛軽減および内転位の防止

● 調理動作の継続

＜スプリントの種類＞

● 動的スプリント（筆者考案：母指 MP ハンドス
プリント（**図9**））

＜素　材＞

● ウエットスーツ生地（ピンク色）

2．リハビリテーションエクササイズ

リハビリテーション専門職である作業療法士や
理学療法士は，対象者の身体機能を評価し，医学

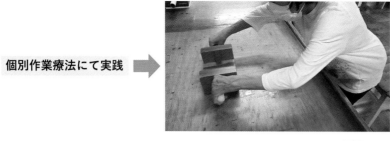

個別作業療法にて実践

退院後の自宅内
エクササイズを想定した実践

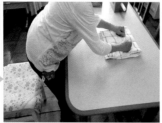
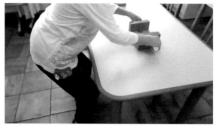

図 10. サンディングエクササイズの導入

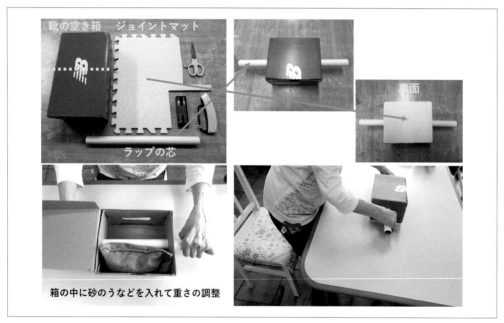

図 11. 手づくりサンディングブロックでホームエクササイズの定着

的根拠に基づき，個々に適用するエクササイズを
プログラムする．そのエクササイズをリハビリ
テーションエクササイズとし，この項では，疾患
活動性が低疾患活動および寛解状態にある患者
に，筆者が推奨するエクササイズを紹介する．

1）サンディングエクササイズ

サンディングエクササイズとは，ヤスリ掛け動
作を応用した上肢と体幹を強化するエクササイズ
である（**図10**）．脳血管疾患に導入することが多く

見られるエクササイズであるが，コロナ禍で自宅
内生活を余儀なくされ，体幹や下肢筋力低下によ
り，椅子からの立ち上がりや歩行が不安定になっ
た事例に対し，入院中にサンディングエクササイ
ズを導入し，習慣づけることで退院後の生活の中
での自主トレーニングと実践し，再び体幹や下肢
筋力低下に陥らないよう指導した．食卓のテーブ
ルでサンディングエクササイズが行えるよう，入
院中に手づくりのサンディングエクササイズ用ブ

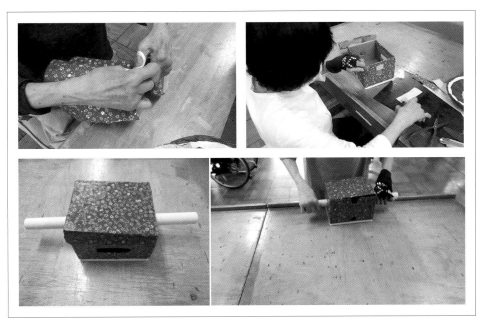

図 12. 手指のリハビリテーション（ピンチ力強化・巧緻性促進）を兼ねて
千代紙を貼ったオリジナルのサンディングブロックに仕上げる.

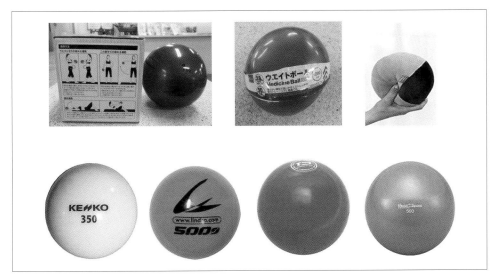

図 13. 市販の様々なウェイトボール

ロックを作製した（**図11**）. 材料は, ① 靴の空き
箱, ② ラップの芯, ③ ジョイントマットを活用,
さらに完成した手づくりサンディングブロックを
装飾するために, 千代紙をちぎって貼る作業を行
いピンチ力の強化を図った（**図12**）.

2) ウエイトボールエクササイズ

ウエイトボールエクササイズの導入目的は, ①
肩周囲筋の筋緊張緩和を図り肩甲帯の動きを促
進, ② 腹筋強化, ③ 大腿四頭筋強化である. 対象

者の状態に適応するウェイトボール（**図13**）を選
択, 市販のウエイトボールでは重い場合には, 写
真のように発泡パーツのボール（100φ）と当たり
止めのゴム素材などを使用し, 個々に適合するウ
エイトボールを作製（**図14**）. 基本的メニュー（**表
1, 図15**）を参考に, 状態にあった負荷量へと調整
する.

3) 手指のエクササイズ

① こわばりの軽減, 筋出力促進, 握力強化とし

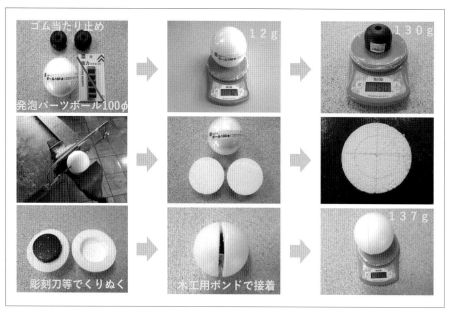

図 14. 手づくりウェイトボール

表 1. 基本トレーニングメニュー

腕を8の字ぶらぶら(5回)	体幹・肩周り
腕を前後にスウィング(左右各5回)	肩周り・腹筋
腕を横に開いて頭の上でタッチ(5回)	肩甲骨の動き
スクワット(5回)	背部・大腿四頭筋
足にボールをはさんでタッチ(5回)	腹筋

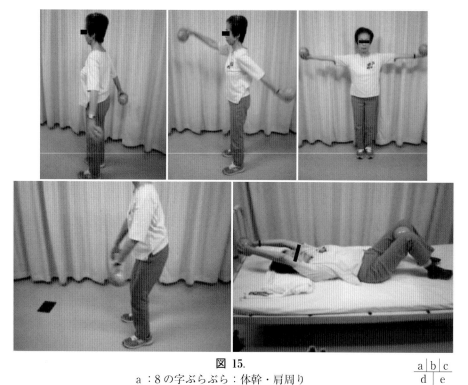

図 15.

a :8の字ぶらぶら:体幹・肩周り
b :前後スウィング:肩周り・腹筋
c :開いて頭上でタッチ:肩甲骨の動き
d :スクワット:背部・大腿四頭筋
e :はさんで腹筋タッチ:腹筋

a	b	c
d		e

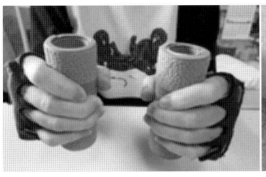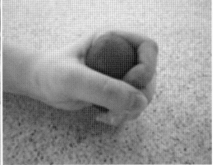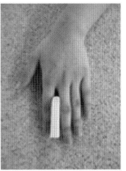

a｜b｜c

図 16．手指のエクササイズ
a：ラップの芯使用ハンドグリップ
b：ソフトグリップボール
c：プラスチック系消しゴム

たグーパーエクササイズ，② 市販のソフトグリップボールやラップの芯にウレタンを巻き付けた器具を用いた握力強化エクササイズ，③ プラスチック系消しゴムを用いた手指のエクササイズを指導している（**図16**）．また，近年では，英国オックスフォード大学の Sarah E Lamb 教授ら SARAH エクササイズが日本でも普及しつつある．この SARAH エクササイズの詳細については，別の稿に説明をゆだねる．

生活行為自立支援[3]

RA 患者において，疼痛，関節可動域制限，変形，握力やピンチ力の低下が生活行為を困難にしている要因である．しかし，残存機能が年齢や合併症の影響で低下する事例もあり，必ずしも運動療法で維持向上を図れるとは限らない．OT では，残存機能の有効利用や身体機能低下を補う目的で，生活支援用具（福祉用具・自助具・生活便利品などのすべてを包括した総称）を個々の病態や障害に合わせて適用する．中でも自助具は作業療法士個々の評価・動作分析と創造力によって生み出される．可能性と有用性は未知数であり，明確なエビデンスはないが，先人たちは多くの財産（自助具）と成果を残している．その自助具を学びつつ，現代の生活習慣や風習，そして，対象者個々の病態やライフスタイルに合わせた自助具を作製し，生活行為を自立に導くことは今も昔も変わらない．

1．自助具の定義

自助具（self help-device）とは，「一時的あるいは永久的にしろ，身体に障害をもったものが，その失われた機能を補って，いろいろな動作を可能ならしめ，または容易ならしめ，自立独行できるように助ける考案工夫をいう．」と定義されている[6]．さらに付け加えるのであれば，運動力学，人間工学，経済面，心理的側面を考慮し，作業療法士個々の創造力をもって作り上げる．

日本作業療法士協会は，OT は福祉用具法に定められている福祉用具，介護保険で扱う福祉用具だけではなく，自助具の作製や市販の生活便利品など様々な用具を適用して対象者の治療・指導・援助を行う．その福祉用具・自助具・生活便利品すべてを包括し，『生活支援用具』と表現するとしている．

2．RA 患者の自助具に必要な要素[4]

RA 患者に作製する自助具に求められる要素は，「軽量」「長さ調整機能」，「操作性」，「見た目の良さ」，「安価」，そして，外出することを考慮し，「持ち運びができる携帯用」である．

3．新型コロナウィルス感染症とマスク着用自助具

コロナ禍でマスク着用は日常生活で必須行為となった．しかし，RA 患者はリーチ範囲の低下や手指変形でマスク紐がつまめず，マスク紐を耳に掛ける行為が困難となる患者，また，独り暮らしという環境から介助者が不在のためマスク着用が困難である患者から，「マスク着用自助具」のニー

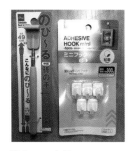
ダイソー商品
「のび〜る 伸縮 孫の手」
「ミニフック」

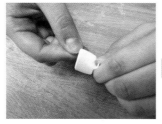
①ミニフックを1個取り出す

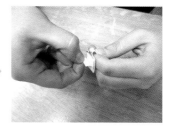
②裏面のフィルムをはがす

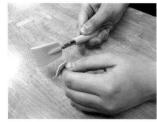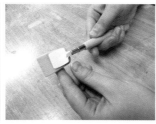
③孫の手先端の裏面にミニフックを貼る

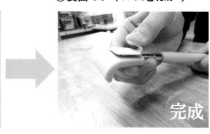
完成
④マスク紐が外れないようにフック部分を少々閉じる

図 17. マスク着用自助具の作製方法

ズは多い．そこで，筆者は，100円ショップの商品である「のびーる伸縮孫の手」と「ミニフック」を組み合わせたマスク着用自助具を考案した（**図17**）．

1）作製方法

① ミニフックのフィルムをはがす，② ミニフックをのびーる伸縮孫の手の先端部裏面に貼り付ける，③ マスク紐が外れないようミニフックのフック部分を少々閉じる．

2）操作方法

① のびーる伸縮孫の手を適切な長さに伸ばす，② ミニフック部分にマスク紐を取り付ける，③ マスク紐を耳に掛ける（**図18**）．

3）アレンジマスク着用自助具

「くし付き」を希望する患者のニーズに応え，折りたたみブラシの歯の部分を切断し，柄の部分に瞬間接着剤で接着した（**図19**）．

RA治療におけるリウマチ専門職と地域包括ケア

薬物治療が発展し，RA治療の新時代を迎える中，治療環境の質を高めるためには，医師だけでなく，リウマチ専門職の配置や人材育成が重要となる．それぞれの専門職がしっかりと役割を果た

し，成長・発展・結果を出し，チーム医療に貢献することが治療環境の発展につながる．日本リウマチ財団では，RAの医療技術の進歩と医療水準の向上を図り，系統的治療により国民の健康と福祉に貢献することを目的に，リウマチ性疾患のリハビリテーションに精通した理学療法士・作業療法士を育成するため，平成31年4月1日に公益社団法人日本リウマチ財団規則に登録理学療法士・作業療法士を制定．それまでにすでに制定されている登録医，リウマチケア看護師，登録薬剤師と連携・協働して，医療技術の発展とチーム医療の強化を推進している．令和4年4月現在の登録数は，登録医2,583名，登録リウマチケア看護師1,567名，登録薬剤師540名，登録理学療法士151名，登録作業療法士112名である．都道府県別の各職種の登録者数を**図20**に示す．登録リウマチ専門職は多職種と連携し，RA患者の居住地域の地域包括ケアを充実できるよう取り組むことが望まれる．

RAにおけるピットフォール

RA患者のQOLを考えた時，社会活動の参画

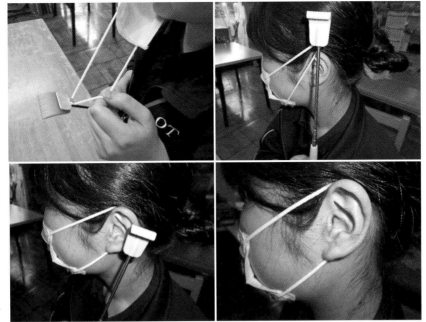

a	b
c	d

図 18. マスク着用自助具操作方法

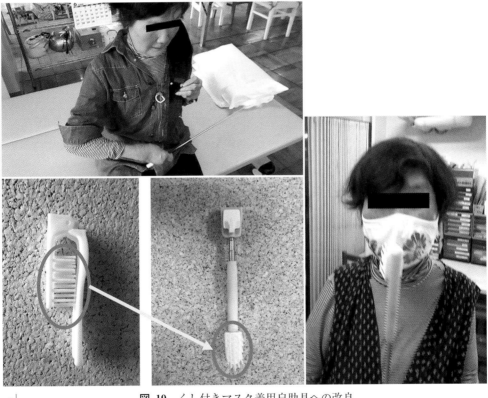

a |
--|--
b | c

図 19. くし付きマスク着用自助具への改良
a：材料：① 伸縮性の孫の手, ② ミニフック
b：おりたたみブラシの先の部分をカットし瞬間接着剤でつける
（事例の要望でくし付きに改良）

合計	登録医	登録看護師	登録薬剤師	登録理学療法士	登録作業療法士
	2,583	1,567	540	151	112

北海道・東北地区

	登録医	登録看護師	登録薬剤師	登録理学療法士	登録作業療法士
北海道	100	121	40	5	5
青森県	11	12	2	1	1
岩手県	22	15	4	0	0
宮城県	36	14	8	1	0
秋田県	15	13	2	1	0
山形県	14	7	3	0	1
福島県	31	34	10	1	1
	229	216	69	9	8

関東・甲信越地区

	登録医	登録看護師	登録薬剤師	登録理学療法士	登録作業療法士
茨城県	27	22	9	2	3
栃木県	29	32	10	1	4
群馬県	38	39	5	8	2
埼玉県	103	62	25	2	2
千葉県	70	41	20	3	2
東京都	299	93	65	8	5
神奈川県	157	77	39	3	9
山梨県	15	8	2	0	1
長野県	49	22	5	1	6
新潟県	45	27	3	4	5
	832	423	183	36	36

東海・北陸地区

	登録医	登録看護師	登録薬剤師	登録理学療法士	登録作業療法士
富山県	24	14	3	0	2
石川県	22	14	6	1	1
福井県	23	8	3	0	1
岐阜県	52	30	11	1	1
静岡県	80	51	22	23	9
愛知県	123	97	25	11	3
三重県	42	34	15	3	0
	366	248	85	39	17

近畿地区

	登録医	登録看護師	登録薬剤師	登録理学療法士	登録作業療法士
滋賀県	33	14	1	0	0
京都府	69	32	5	5	1
大阪府	214	136	22	7	7
兵庫県	138	64	21	11	4
奈良県	29	25	16	0	8
和歌山県	15	13	1	1	0
	498	284	66	24	20

中国・四国地区

	登録医	登録看護師	登録薬剤師	登録理学療法士	登録作業療法士
鳥取県	21	8	1		2
島根県	12	8	7	0	0
岡山県	53	36	11	7	4
広島県	66	26	17	0	1
山口県	32	10	8	0	1
徳島県	18	10	3	1	1
香川県	26	10	3	0	0
愛媛県	44	57	6	17	11
高知県	19	19	5	0	0
	291	184	61	26	20

九州・沖縄地区

	登録医	登録看護師	登録薬剤師	登録理学療法士	登録作業療法士
福岡県	140	80	41	1	0
佐賀県	25	11	2	0	0
長崎県	34	32	7	2	1
熊本県	52	22	5	2	1
大分県	39	17	3	3	1
宮崎県	26	13	5	8	6
鹿児島県	38	19	9	1	2
沖縄県	13	18	4	0	0
	367	212	76	17	11

図 20. 登録医・登録リウマチケア看護師・登録薬剤師・登録理学，作業療法士の都道府県別登録者数

は，一昔前の治療環境ではかなりハードルが高いことであった．社会活動の参画への妨げになる大きな要因は「痛み」と「変形」である．薬物の効果で「痛み」が緩和あるいは解消されるとおのずと活動量が増加する．この活動量の増加が，すでに変形をきたしている関節においては変形を助長させる可能性がある．変形進行の要因が疾患活動性による炎症に注目されがちであるが，関節のオーバーユース由来の炎症による局所的軟部組織の弱化が起こり，疾患活動性の数値では測れない痛みの出現や変形の進行につながることがあるため，変形の進行予防は，早期発見早期対応がカギとなり，そのためには，患者自身の気づきとリウマチ専門職による迅速かつ適切な対応が望まれる．

おわりに

RA 治療の発展とともに RA 患者の平均寿命の延伸が考えられる．長期にわたり QOL を良い状態に保つことの目標は，患者自身のセルフマネージメント，リウマチ専門職であるリハビリテーション専門職による介入，そして，患者の居住地域で永続的なリハビリテーション支援が行える環境の構築で達成される．

文 献

1) 一般社団法人日本リウマチ学会：関節リウマチ診療ガイドライン 2020，160-161，診断と治療社，2021.
   Summary 臨床現場における治療の意思決定の指標や治療のエビデンスの確実性を明確に表記されている．
2) 長﨑重信ほか：作業療法学ゴールド・マスター・テキスト義肢装具学，272-288，メジカルビュー社，2022.
3) 一般社団法人日本作業療法士協会（編）：作業療法マニュアル 71 生活支援用具と環境整備Ⅰ，68-78，2021.
4) 一般社団法人日本作業療法士協会（編）：作業療法マニュアル 72 生活支援用具と環境整備Ⅱ，75-84，2021.
5) 水落和也ほか：関節リウマチ治療新時代のリハビリテーション．MB Med Reha，121：61-69，2010.
6) 原 武郎ほか：図説自助具，2，医歯薬出版，1970.

MB Med Reha **No.288** : **37-45**, 2023

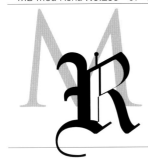

特集／関節リウマチのリハビリテーション診療 update

SARAH エクササイズの実際

田口真哉[*1]　山﨑　秀[*2]　中村めぐみ[*3]　佐浦隆一[*4]

Abstract　関節リウマチにおける上肢，特に手指機能は作業療法士にとって非常に重要な治療対象であることは，薬の効く時代においても変わらない．多くの RA 患者が社会参加を実現している中，まだまだ多くの患者の生活の質を高める可能性は大いに秘めている．RA 患者が健常者と変わらないライフステージを送るためには，薬の進歩だけではなく，作業療法士もその専門技術をアップデートしていかなければならない．この SARAH エクササイズによって小さな "手" から，RA 患者の支援につなげていけることを信じ，期待したい．

Key words　手指(hand)，ハンドリハビリテーション(hand rehabilitation)，アドヒアランス(adherence)，ライフステージ(life stages)，作業療法(occupational therapy)

はじめに

薬物治療の進歩は，関節リウマチ(rheumatoid arthritis；RA)患者の日常生活，社会参加に大きな変化をもたらし，リハビリテーション治療の目的も健常者と変わらないライフステージへの支援となった．その中で，RA 患者の平均寿命も延び，長い人生を送る上で，リウマチ性疾患の特徴である "手" は，大きくライフステージに影響を与える．関節リウマチ診療ガイドライン 2020 では非薬物治療・外科的治療アルゴリズムが作成され，装具療法，生活指導を含むリハビリテーション治療の実施が明記されている[1]．このように "手" と非外科的治療の代表でもあるリハビリハビリテーション治療の重要性が一層高まった時代，RA 患者の手の機能と実用性を高める SARAH エクササイズは，患者支援の大きな武器となるであろう．

本稿では，SARAH エクササイズの実際と症例提示，注意点と導入，継続のコツについて筆者の経験を元に解説していく．

SARAH エクササイズの概要

SARAH エクササイズとは，strengthening and stretching for rheumatoid arthritis for the hand の頭文字から成り立つ RA 患者の機能向上と手の実用性を高めることが実証されたホームエクササイズである[2]．SARAH エクササイズは，11 種類の手指の可動性・筋力運動から構成され，ホームエクササイズとして 12 週間，実施していくものである[3]．エクササイズの運動内容自体は決して難しいものではなく，安価な道具で場所も限定されずに実施が可能である．このような条件の中で，ランダム化比較試験(randomized controlled trial；RCT)で効果が実証できた最大の特徴は，ア

[*1] Sinya TAGUCHI，〒 390-0841 長野県松本市渚 1-7-45　社会医療法人抱生会丸の内病院リハビリテーション部，係長
[*2] Hideshi YAMAZAKI，同病院リウマチ膠原病センター，診療部長兼リウマチ科科長
[*3] Megumi NAKAMURA，森ノ宮医療大学総合リハビリテーション学部作業療法学科，講師
[*4] Ryuichi SAURA，大阪医科薬科大学医学部総合医学講座リハビリテーション医学教室，教授

表 1. SARAH エクササイズ実施の患者背景

患者背景	
性　別	男性 5 例, 女性 10 例
年　齢	70.5±12.2 歳
RA 歴	18.2±13.1 年
SARAH 実施期間	7.8±4.7 か月
Steinbrocker stage	II：5 例, III：4 例, IV：6 例
Steinbrocker class	1：1 例, 2：6 例, 3：8 例
SDAI	8.9

表 2. 治療成績

評価項目	開始時	最終時
右握力(kg)*	13.5(±5.1)	18(±6.8)
左握力(kg)*	11.9(±5.2)	16.6(±5.9)
DASH*	40.5(±16.7)	29.9(±20)

Wilcoxon の符号付順位和検定
*P＜0.05

ドヒアランスを高め, RA 患者が希望する目標に向けた継続的なホームエクササイズにある. この効果を発揮するためには 12 週間に最大 6 回の通院セッションを設けることが励行されている[4]. 通院セッションでは, 身体機能評価, 実施状況の把握と通常のリハビリテーション治療のアプローチを行うが, その際に使用できるアドヒアランスの向上を促す数多くの資料が用意されており, これら資料が重要な役割を担っている[4].

当院の SARAH エクササイズの治療成績

2020 年からの新型コロナウイルス感染症の多大なる影響を受け, 一部の患者においては SARAH エクササイズの経過が追えないことも少なくなかった. しかし, 2020 年 3 月以前においては, 3 か月以上の経過を追えた 15 例は中断なく, エクササイズの実施が可能であったため, その治療成績をまとめた(**表 1, 2**). なお, 原著では実施期間 12 週間, 最大 6 回の通院セッションを設定しているが, 当院では, 実施期間と通院セッション時期は明確に設けず, 実施していることを了承いただきたい.

症例提示 1：70 歳代, 男性, 独居

RA 歴：3 年

服薬：メトトレキサート

現病歴：手のこわばりが生じ, 他院から当院リウマチ膠原病センターへ紹介. 2 か月間で急激に手指の可動域制限が出現. 整形外科へ紹介, 手指機能障害に対するハンドリハビリテーション・スプリント療法の指示のもと OT 開始. 初回 OT 評価では, 上肢機能評価(disabilities of the arm,

shoulder and hand；DASH)が 54, 握力(右/左) 11 kg/15 kg, 手指屈曲・伸展制限を認め, スプリント療法・ハンドリハビリテーションを開始(**図 1**). 開始 3 か月後に, 手指関節可動域は改善し, スプリント療法を終了し, ハンドリハビリテーション・自主訓練を中心とした. OT 開始 12 か月後には DASH 31, 握力(右/左)は 21.4 kg/21.6 kg と改善した. しかし, その後 3 か月間は大きな機能改善や生活に変化が得られず, 「生活で重い物を持てるようになりたい. 握力は 30 kg ぐらい欲しい」と希望あり, SARAH エクササイズの導入を開始. エクササイズの目標は, 冬に(灯油などの)重いものが持てるように握力 30 kg を目指したい. エクササイズの実施は毎日食後のテレビの時間とした.

SARAH 開始後, 6 か月で, 手指機能, 生活に変化が得られ, 12 か月後には DASH 13.8, 握力(右/左)28 kg/27.4 kg まで改善し, 「ポリタンクも片手で持てるようになった」と話していた(**図 2, 3**). 継続的に実施できた要因には, 作業療法士によるハンドリハビリテーションによる治療効果が得られ, 患者自身も機能・生活への変化を実感できた点にあったと思われた.

症例提示 2：70 歳代, 男性

RA 歴：15 年

服薬：メトトレキサート, トシリズマブ

現病歴：手の動き, 今後の生活に不安があり, リハビリテーション希望. 手術歴：左長母指伸筋腱再建術を施行(6 か月以上経過). OT 初回評価では DASH 52.6, 握力(右/左)5.2 kg/8.2 kg, 指腹つまみ力 3.6 kg/2.8 kg, 鍵つまみ力 2.0

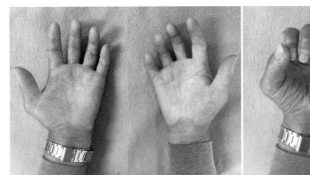
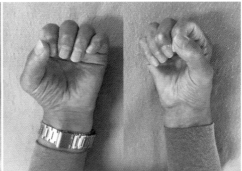
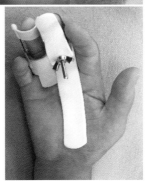

図 1.
OT 開始時の手の動きとスプリント療法
　　a：OT 開始時の手指伸展の様子
　　b：OT 開始時の手指屈曲の様子
　　c：スプリント療法

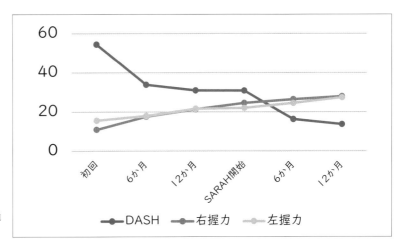

図 2.
SARAH エクササイズの経過

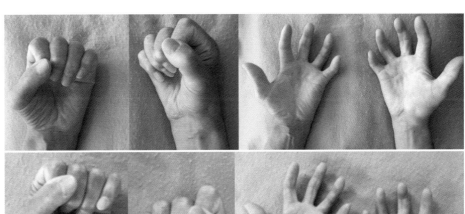

図 3.
SARAH 開始前後の手指
の変化
　　a：SARAH 開始前
　　b：SARAH 開始 12
　　　か月後

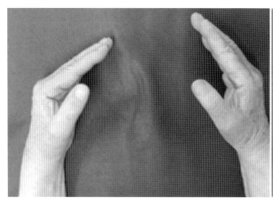 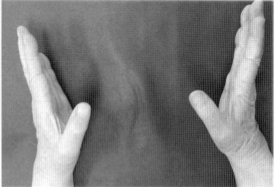

a．手関節掌屈の動き　　　　　　　　　　　b．手関節背屈の動き

図 4．初回 OT 時の手関節動き

表 3．ADOC による目標設定と評価

大切にしている作業（優先順位）	ADOC 初回評価		ADOC 最終評価	
	遂行度	満足度	遂行度	満足度
園芸	1	1	5	5
日曜大工	2	2	3	4
起き上がり・立ち上がり	2	1	2	3
ウオーキング・散歩	1	1	1	2

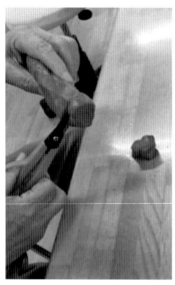

図 5．剪定を想定した鋏を使用
した作業活動

kg/3.0 kg，両手関節に関節可動域制限疼痛が
あった（図 4）．「運動する習慣作り，生活にメリハ
リを持たせたい」と抽象的な目標設定下で
SARAH エクササイズの開始となった．エクササ
イズは毎日 2 回セット実施しており，6 か月後，
握力（右/左）18.3 kg/9.7 kg，DASH 43.1 となり，

「生活に自信がついてきた」との発言があった．そ
こで，改めて生活への目標を聴取するために，作
業選択意思決定ソフト（ADOC）を使用した（表
3）．その結果，起き上がり・立ち上がり，園芸，
日曜大工，ウォーキング・散歩が重要な活動・作
業であった．その中で，園芸・日曜大工作業を強
く希望されていたため，これらの動作の再獲得を
SARAH エクササイズの再目標に掲げた．その
後，OT では，剪定を想定した，鋏での模倣動作
などを実施し，再開へのきっかけとした（図 5）．
SARAH 開始後 12 か月で，DASH 21.6，握力（右/
左）：27.2 kg/14 kg，指腹つまみ 5.4 kg/4.5 kg，
鍵つまみ 6.8 kg/5.4 kg，となり剪定などの庭作
業も行えるようになった．継続的に実施できた要
因には，ADOC によって手を使う詳細な目標を再
設定でき，希望する活動に向けてモチベーション
を高めることができたことであったと思われる．

SARAH エクササイズの注意点と継続のコツ

SARAH エクササイズは，RA 患者が掲げた目
標を作業療法士と共有し，目標の達成に向けて継
続的なエクササイズを実施した結果が RCT とし

リウマチ科医師による手のリハビリテーションの説明・リハビリテーション治療の処方

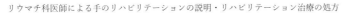

外来リハビリテーション予約時に作業療法士による問診
（手指の変形・拘縮有無・スプリント・自助具の検討）

外来作業療法(occupational therapy；OT) 開始

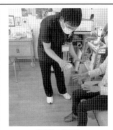
問診の様子

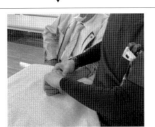
① ハンドリハビリテーションから代替報酬へとつなげる

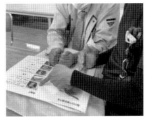
② SARAH エクササイズを実施し、運動方法の習得を図る
①と②を数回(3回～5回実施する)

スプリント・自助具作製が必要な場合、
製作中の時間に SARAH の自主運動の実施

作製後、次回外来リハビリテーションより
ハンドリハビリテーションへ移行

SARAH エクササイズ実施機会の一例
①外来 OT 時(臨床実習生)
②スプリント・自助具作製中の合間
③外来 OT 前・後の自主訓練として
④入院 OT 時(足趾形成術など)

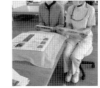
学生とのエクササイズの様子

アドヒアランスや運動方法の習得などを
外来 OT カンファレンス(毎日)で話し合い、導入の決定

SARAH エクササイズの導入日の外来 OT の主な内容
①身体機能評価②目標設定(ADOC など)③日記・物品の貸し出し

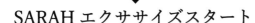

SARAH エクササイズスタート

図 6. SARAH エクササイズの流れ

て実証されている．したがって特別な運動によっ
て得られた結果ではないことを十分に理解しなけ
ればならない．決してパンフレットを渡すだけの
指導とならないように願いたい．また受動的なリ
ハビリテーション治療を希望し，「治してもらう」
気持ちの強い主体性の低い RA 患者も少なから
ず，存在する．このようなアドヒアランスの向上
が得られない状態で SARAH エクササイズをした
結果，ホームエクササイズとして継続できず，断

念してしまうことがある．筆者らがこれまで経験
してきた断念の要因には「運動方法がわからなく
なる」「エクササイズ自体が目的・目標となる」「生
活での効果や変化を感じず，断念してしまう」な
どが挙げられた．このような場合にはパーソナル
エクササイズガイドの見直しや促通因子と障壁記
入用紙の活用が必要である[5]．エクササイズ断念
に陥ることを未然に防ぐために，筆者の勤務する
施設では，図 6 の流れで SARAH エクササイズを

導入している（**図6**）．その中で，アドヒアランスやモチベーションの向上につなげられるように工夫しているので，紹介する．

1．動作方法の習得のコツ

既に述べたように，11種類で構成されるエクササイズの内容は，手と上肢の基本的な運動で構成されたシンプルなものである．しかしRA患者にとっては，初めての運動であり，また手指変形の程度によっては，実施困難な運動も存在する．したがって治療者側にとっては，見慣れた運動方法でも，RA患者からすると不慣れな動作であることを念頭に指導することが必要である．そこで「どうやればいいか，わからなくなった」とRA患者を困惑させないために，ホームエクササイズに移行するまでに数回のエクササイズ実施機会を設けることで対応している．主な方法には担当作業療法士との実施やスプリントや自助具作製の際の自主訓練，臨床実習生との実施機会を設けるなどが挙げられる．

このように，ホームエクササイズに移行するまでに，数回の外来OTで，SARAHエクササイズの実施機会を設けることで，運動方法の習得が可能となり，かつ誤用も回避できる．また指導をする作業療法士は，手指変形に合わせた方法の工夫や説明方法の習熟が向上するといった利点もある．

2．OTによるハンドリハビリテーションと代替報酬のコツ

SARAHエクササイズは12週間にわたる継続的なホームエクササイズによって得られる効果であり，その反面，即時的な変化や効果は得られにくい一面もあると筆者は考える．その結果，モチベーションが低下し，継続的なエクササイズの実施が困難となる場合がある．そこで，外来OTでは，SARAHエクササイズの習得を促すことと平行して，作業療法士による手指変形や手指機能に合わせたハンドリハビリテーションの実施を行うようにしている．これにより，「手が楽になった」「硬さ（関節可動域）が良くなった」などの即時効果を得ることも可能である．その結果，手の運動＝楽になる，手が使いやすくなるといった代替報酬を獲得することで手の運動の重要性の認識・モチベーションの向上が高まり，RA患者自身が「家でもやってみよう」「自分でもやってみたい」という気持ちが生まれ，SARAHエクササイズの継続の手がかりひいてはホームエクササイズの習慣化へとつながっていると考える．

3．目標設定のコツ

アドヒアランスを高め，主体的なエクササイズへと促す中で，注意しなければならないことは，エクササイズを行うこと＝目的・目標とならないようにすることである．大切なのは，RA患者が掲げた目標を達成するためのSARAHエクササイズであるということを忘れてはならない．そのためには，具体的な「手を使う」目標設定がSARAHエクササイズを実施する上で最も重要である[4]．1人1人のRA患者の希望に添い，以前の生活との比較ができ，エクササイズによって，達成が可能となる具体的な目標が望ましい．しかし具体的な目標設定が困難なケースも少なくなく，「手の動きを悪くしたくない」「変形が進まないようにしたい」「今の状態を維持したい」などといった抽象的な目標の声もある．このような目標では，目標達成や変化の比較がしにくく，モチベーション・アドヒアランスの向上につながりにくい．当院では，ADOCを利用することで具体的な目標設定を図っている．ADOCは日常生活動作や社会参加活動が95枚のイラストで示されており，患者自身が目標としたい活動や達成したい動作を選択，決定していくものである．アプリケーション版（有料ダウンロード）や紙面版（無料ダウンロード）があり，生活の中での優先度・実行度も併せて評価すると，より具体的な目標設定の共有と進行状況の把握も行いやすい．

4．身体機能・生活機能の変化へのフィードバックのコツ

モチベーションやアドヒアランスを維持するためには，身体機能評価のフィードバックも重要となる．当院の身体機能評価項目は握力・DASH・

表 4. 当院のエクササイズ日記

★手のエクササイズノート☆													
氏名：　　　　　　　　　　　　　様													
リハビリ目標（出来るだけ具体的に）　私は『　　　　　　　　　　　　　　　　　　　　　　　　　　　』です.													

	項目	初回 /	1か月 /	2か月 /	3か月 /	4か月 /	5か月 /	6か月 /	7か月 /	8か月 /	9か月 /	10か月 /	11か月 /	12か月 /
機能評価	特記事項				プログラム負荷，回数など見通し			プログラム負荷，回数など見通し			プログラム負荷，回数など見通し			最終
	DASH（少ない数字ほど良い）													
	握力（右／左）													
	指腹つまみ（右／左）													
	横つまみ（右／左）													

ピンチ力・パーデュ・ペグボードの評価を実施している. その中でも主観的評価である DASH やHAND 20 などは重要項目であるため，実施することが望ましい. また手指関節可動域制限がある場合には，手指の写真を撮影し，経過の変化を写真とともにフィードバックに活用している. さらに当院で使用しているエクササイズ日記の表紙には，DASH，握力，ピンチ力の数値を記入できるようにしており，その数値の変化が，一目でわかるようにすることも変化が捉えやすい工夫の1つである（表4）.

5．声掛けのコツ

エクササイズの方法習得，目標設定が共有できた場合でもホームエクササイズの実施日数が伸びないこと，継続につながるとは限らない. アドヒアランスの向上には作業療法士のエクササイズへの促し方やタイミング（時期），そして熱意（指導力）にも大きく左右されると筆者は感じている. そこで重要となるのが，声掛けの工夫である. 実際に行っている声掛けの例を示す.

1）導入時の声掛け

「これはリウマチ患者さんの手の機能や生活の向上が世界で認められた運動です. 目標を掲げて，自宅で行うことで，生活に変化が出てきます. 何度か一緒にやってみて，自宅でも行えるようにしましょう」

2）SARAH 実施後の痛みについて

「次の日または2，3日してから痛みがでることもあります. 普段の生活では動かさない動作や筋肉の運動もあるので，その影響もあります. もし痛みが続くようであれば，痛くない運動だけ行うか，該当する運動は行わないでください」

3）エクササイズの効果が停滞したとき

「私とする運動は月1回程度です. これまでに変化が出てきたのは，毎日実施してきた成果です. 現状を維持することも，とても大切なので，このままのペースで続けましょう」

本邦における実施状況とSARAH エクササイズの準備のコツ

中村らは，日本リウマチリハビリテーション研究会（JARR）へのアンケートで療法士におけるバリア（障壁）について報告している. 有効回答39名の内，実施していたのは15名であった. SARAHを導入できない理由には実施時間の確保が難しい，物品の確保，資料が入手困難などが挙げられていた[6]. また対象となる RA 患者のリハビリテーション処方も本エクササイズの導入に，非常に重要な要因であると考える. そこで以下にSARAHエクササイズの準備のコツも提言したい.

1．導入時間の短縮のコツ

外来リハビリテーション診療では，多くの病院施設が1単位（20分）または2単位（40分）であり，SARAHエクササイズの導入時間の確保は大きな問題となり得る．本エクササイズ導入時は，エクササイズの実践→パーソナルエクササイズガイド（目標設定）→エクササイズ日記の一連の説明を行うが，慣れた作業療法士でも40分〜1時間は要する．ここで，エクササイズの導入を急ぎ，簡略した説明や，一方的な説明を行えば，アドヒアランスの低下を招く大きな要因になる．さらにRA患者が1度に得る情報量は決して少なくなく，自宅に持ち帰った際に「これはなんだっけ？」とRA患者が混乱しないようにも十分な注意が必要である．原著では，SARAHエクササイズでは，初回9種目を指導し，2日目に外来セッションですべての運動を指導する[4]．

そこで当院では初回外来OT時にSARAHエクササイズをホームエクササイズへ導入することはせず，数回の外来OTを通じて，運動方法の習得や理解度を見極め，意欲を高め，ホームエクササイズへ移行するようにしている．また外来OTを重ねることで，生活での困っていることなども聴取できるため，具体的な目標設定への手がかりにもつながりと，作業療法士とRA患者の負担も緩和できる．したがってSARAHエクササイズ導入時の外来OTでは，身体機能評価（20分），目標設定など各種設定（日記配布），物品貸し出しなどであり，40分間で余裕を持っての対応が可能となる．

2．資料の入手と物品の工夫のコツ

エクササイズで必要となるセラバンドやセラパテは1セットで3,000円程度の費用がかかる．これらに関しては施設によっては常備できないこともある．そこで，代替の物品も100円均一ショップなどでも揃えることも可能である．中村らは，安価な玩具を利用したエクササイズを紹介しているので，ぜひ参照されたい[6]．資料については SARAH研究会のホームページからも入手可能である[7,8]．

3．対象となるRA患者のpick upのコツ

SARAHエクササイズの適応には生活上で手の使用に支障があることが適応とされている[5]．したがって，手に何らかの問題を抱えていないRA患者は対象とならない．SARAHエクササイズを実践していく上で，対象となるRA患者のpick upにはリウマチ科医師との連携は欠かすことができない．SARAHエクササイズの適応となる患者のリハビリテーション処方はもちろんのこと，RA診察時に，手の機能障害・生活での困っていることに対して，主治医からのハンドリハビリテーションや手の運動の重要性について説明があることでスムーズにSARAHエクササイズを含むハンドリハビリテーションの導入が可能となる．

おわりに

手に関わる作業療法士の役割は，矢﨑らが述べる「普段の生活の中で，自然（無意識）に手を使ってくれるような状況を再び作りだすこと」である[9]．それは，〝関節リウマチ〟であっても，〝手の変形〟があっても同じである．RA患者へのライフステージへの支援が重要とされている中，RA患者が希望する生活，活動，そしてライフステージを実現するための〝てこ〟となるのが手のリハビリテーション・SARAHエクササイズであり，本稿がその実行への一助になれば幸いである．

文　献

1) 一般社団法人日本リウマチ学会編：関節リウマチ診療ガイドライン 2020．16-19，2021．
2) Lamb S, et al：Exercises to improve function of the rheumatoid hand（SARAH）：a randomised controlled trial. *Lancet*，385（9966）：421-429，2015．
   Summary　SARAHエクササイズがRCTで証明された内容を報告．
3) 佐浦隆一ほか：関節リウマチのリハビリテーション医学・医療．*Jpn J Rehabil Med*，57（8）：693-698，2020．
4) 中村めぐみほか：関節リウマチの手に効果的なハ

ンドエクササイズプログラム Strengthening and Stretching for Rheumatoid Arthritis of the Hand (SARAH)の紹介—セラピストによる活用にむけて—. 森ノ宮医療大学紀要, **13**：45-62, 2019.
Summary SARAH エクササイズの使用方法と資料の活用方法をわかりやすく明記.

5) 中村めぐみほか：リウマチの作業療法の要点—SARAH エクササイズ・プログラムを中心に—. 関節外科, **39**(3)：263-270, 2020.

6) 中村めぐみほか：SARAH エクササイズ・プログラムの紹介. *Jpn J Rehabil Med*, **57**(11)：1023-1030, 2020.
Summary SARAH エクササイズ・プログラムの具体的な流れや道具の紹介などがされている.

7) SARAH 研究会：SARAH 研究会ホームページ. Available from URL：〔http://sarah-ra.jp/〕

8) 佐浦隆一ほか監修：関節リウマチのための手と上肢のエクササイズ SARAH エクササイズガイド, 東和薬品, 2020.

9) 矢﨑 潔ほか：手の運動を学ぶ, 3, 三輪書店, 2017.
Summary 多くの文献から手の解剖・運動を解説.

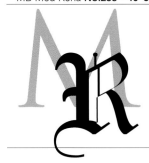

特集／関節リウマチのリハビリテーション診療 update

関節リウマチ上肢(手・手関節)手術とリハビリテーション

阿部麻美*

Abstract 関節リウマチの診断，疾患活動性の判断，薬剤の進歩により，早期から診断が可能となり，タイトコントロールを目指すことができるようになった．関節破壊を免れ，不自由ない生活を送ることも夢ではなくなった．大関節の骨破壊がなくなり，小関節の破壊のみで手術となるケースが多くなった．関節リウマチ診療ガイドライン 2020 が出されて，日本独自の最新の非薬物療法の治療指針が確立された．RA 手の手術療法の目的は，痛みの除去と変形の矯正だけでなく，手の機能改善が重要である．手術の優先順位は手関節が優先となり，痛みがなく安定性が保たれてから母指関節，ついで示指から小指の MP 関節，PIP 関節の順となる．患者のアンメットニーズに応えるために手術とリハビリテーションを一体化することで，真の寛解，心の寛解達成が可能となる．

Key words 関節リウマチ(rheumatiod arthritis)，手指変形(hand deformity)，手術療法(surgical therapy)，リハビリテーション(rehabilitation)

はじめに

関節リウマチの診断，疾患活動性の判断，薬剤の進歩により，早期から診断が可能となり，タイトコントロールを目指すことができるようになった．関節破壊を免れ，不自由ない生活を送ることも夢ではなくなった．メトトレキサート(MTX)，生物学的製剤(Bio)，ヤヌスキナーゼ阻害薬(JAKi)が多く普及するようになると，手術は激減するとささやかれた．しかし大関節の骨破壊がなくなり，小関節の破壊のみで手術となるケースが多くなった(図 1)．

関節リウマチ診療ガイドライン 2020[1) が出されて，日本独自の最新の非薬物療法の治療指針が確立された(図 2)．人工肘関節全置換術，橈骨手根関節部の部分固定術，Sauvé-Kapandji 手術，シリコンインプラントによる人工指 MP 関節置換術，人工肩関節全置換術，上腕骨人工骨頭置換術，人工股関節全置換術，セメントおよびセメントレス人工股関節全置換術，人工膝関節全置換術，人工足関節全置換術，足関節固定術，足趾変形へ切除関節形成術および関節温存手術，頚椎手術が推奨されている．さらに運動療法，作業療法，ステロイド関節内注射も観血的療法以外で推奨されている．

RA 手の手術療法の目的は，痛みの除去と変形の矯正だけでなく，手の機能改善が重要である．そのためには薬物療法により疾患活動性がコントロールされていること，作業療法士とともに上肢の機能評価を行ったうえで，術後の目標設定を行うこと，術後の模擬体験として固定装具をつけること，患者自身が術後の治療プログラムを理解し，スプリント装着，リハビリテーション訓練を行えるモチベーションを持つこと，RA 特有の骨，軟部支持組織の扱いに慣れた術者が愛護的に行うことが挙げられる．

* Asami ABE，〒 957-0054 新潟県新発田市本町 1-2-8 新潟県立リウマチセンターリウマチ科，診療部長

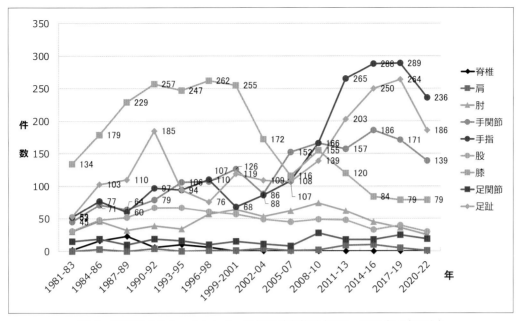

図 1. 新潟県立リウマチセンター部位別手術件数(1981〜2022 年 3 年ごと)

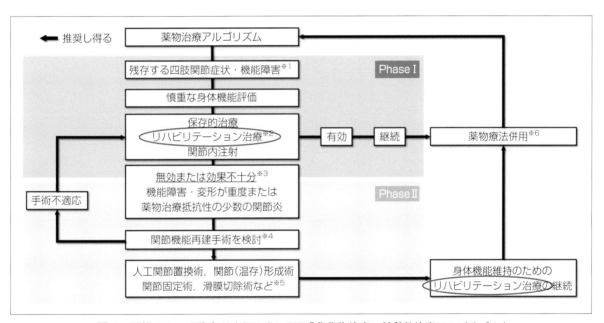

図 2. 関節リウマチ診療ガイドライン 2020「非薬物治療，外科的治療アルゴリズム」

※1：骨折，感染，脊髄障害，腱断裂など急性病態や緊急手術が必要な状態を除く．
※2：装具療法，生活指導を含む．
※3：適切な手術のタイミングが重要である．
※4：手術によって十分な改善が得られない，または不利益が益を上回ると判断される場合，不適応とする．患者の
　　意思・サポート体制を考慮する．
※5：有効な人工関節置換術，関節温存手術がある場合はまず考慮する．
※6：保存的治療継続中および外科的治療後も，適正な薬物治療を常に検討する．

（文献 1 より引用）

手術の優先順位は手関節が優先となり，痛みがなく安定性が保たれてから母指関節，ついで示指から小指のMP関節，PIP関節の順となる．術式選択は各関節のX線像からLarsenのGrade分類を用いて判断する．Grade 0からⅤまでに分類する[2]．手術のタイミングも重要で，疾患活動性が抑えられて，その関節のみに症状があり，投薬によっても押さえられない場合に適応になる．骨破壊が進行すると，手術手技も煩雑となり，腱断裂や神経障害を伴うと，さらに術後のリハビリテーションの時間を要することになる．

1．手関節

手の機能としてかなめであるため，疼痛，不安定性を有すると把持機能は低下する．遠位橈尺関節障害の初期では手関節サポーターが有効である．疼痛，前腕の回旋制限が持続する場合は手関節滑膜切除術＋追加術式が行われる（**図3**）．

LarsenのGrade Ⅰ，Ⅱでは滑膜切除に尺骨遠位端を温存したSauvé-Kapandji手術[3)4)]を行う．Grade Ⅲ以上では滑膜切除に尺骨遠位端（尺骨頭）切除（Darrach手術）[5)]を行い，関節固定術を追加する．Grade Ⅱ，Ⅲ，Ⅳで手根中央関節（MCJ：midcarpal joint）が残存し橈骨手根関節（RCJ：radiocarpal joint）で手根骨の尺側移動，掌側亜脱臼，回外変形，舟状月状骨間解離などが見られれば，橈骨月状骨間[6)]，もしくは橈骨月状骨三角骨間部分固定術[7)]を行う．これによって安定性とある程度の可動域が確保される．MCJが破壊され，有頭骨頭の軟骨がなくなっている場合は腱球移植による中間層入関節形成術[8)]が行われる．Grade Ⅲ，Ⅳで手根骨が一塊となり橈骨尺側縁に骨棘形成あり，RCJが自然癒合している場合は安定していると考えてDarrach手術のみとする．手根骨が一塊となった不安定型手関節に対しては長橈側手根伸筋（ECRL）腱を尺側手根伸筋（ECU）腱に移行するClayton腱移行術[9)]が行われる．整復固定後3週間で内固定材を抜去し線維性偽関節[10)]を作る方法も報告されている．Grade Ⅳ，ⅤでRCJにて亜脱臼，脱臼となっている場合には，髄内ロッド（手関節固定ロッド；WFR）を用いた手関節全固定術[11)12)]が適応となる．Grade Ⅴのムチランス変形

に対しては圧潰した手根骨の高さを戻すため腸骨ブロック移植を行う．固定肢位は中間位から軽度背屈位が望まれる．

人工手関節全置換術は多く開発されてきたが，バランスの不均衡，弛みの問題から長期成績は安定していない．

2．母指関節

RA患者の母指は支持性が重要であり，関節固定術が推奨される．しかしIP，MP，CM関節のうち，2関節以上の固定術は機能的に障害が大きく，非固定関節の変形を促すことになるため，最低限の方が望ましい．NalebuffのRA母指変形分類[13)]が有用である．

Type Ⅰ：ボタン穴変形（MP関節が原因），IP関節過伸展，MP関節屈曲，CM関節正常

Type Ⅱ：ボタン穴変形（CM関節が原因，稀な変形），IP関節過伸展，MP関節屈曲，CM関節橈側亜脱臼

Type Ⅲ：スワンネック変形（CM関節が原因），IP関節屈曲，MP関節過伸展，CM関節等速亜脱臼

Type Ⅳ：ゲームキーパー変形（MP関節が原因），IP関節屈曲，MP関節橈屈，CM関節中間位

Type Ⅴ：スワンネック変形（MP関節が原因，稀な変形），IP関節屈曲，MP関節過伸展，CM関節中間位

1）ボタン穴変形（boutonnière deformity）

MP滑膜炎が原因となりIP関節過伸展，MP関節屈曲となるもので最も多い母指変形[14)]である．

早期においては装具による固定が有用である．進行したMP関節病変，Larsen Ⅰ，Ⅱの軽度変形例には短，長母指伸筋腱を用いたバランス再建術[15)]が行われる．さらにGrade Ⅲ，Ⅳでは足趾用Swansonインプラントを用いた関節形成術[16)]もしくは約20°屈曲位で固定術が行われる．これらの手術の後，IP関節過伸展残存する場合，IP関節掌側関節包固定術，もしくは約10°屈曲位で関節固定[17)]が必要となる．

2）スワンネック変形（swan-neck deformity）

2番目に多い変形でCM関節での橈背側への亜

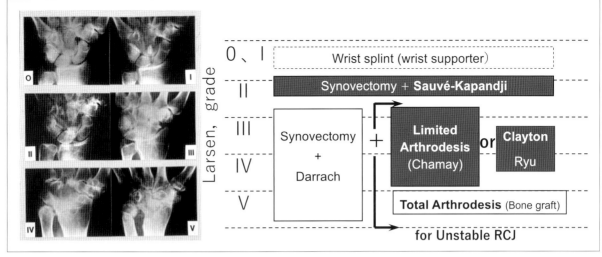

図 3. 術式選択（新潟県立リウマチセンター）

脱臼により起こり第一中手骨が内転しMP関節過伸展，IP関節屈曲となる。

早期においては装具による固定が有用である。関節破壊が進行したGrade Ⅲ，ⅣのCM関節には切除関節形成術（suspensionplasty，Thompson法）[18]などが行われる。その際にCM関節の亜脱臼の術後再発予防のために長母指外転筋（APL）腱，橈側手根屈筋（FCR）腱，長橈側手根伸筋（ECRL）腱を用いて靱帯再建を行うことが重要である。MP関節破壊進行例では関節固定を追加する。

3）ゲームキーパー変形（gamekeeper's deformity）[19]

稀な変形でMP関節の病変によって尺側側副靱帯が弛むことで，基節骨が橈側偏位，中手骨が内転するMP関節橈屈が起こる変形である。関節固定術が適応となる。

4）ムチランス変形（mutilating deformity）

Larsen Grade Ⅴで骨吸収によって動揺関節となったIP，MP関節は，母指長を戻し支持性の獲得のため，骨内締結法で腸骨移植にて関節固定[20)21)]を行う。

3．指関節（示指-小指）

1）尺側偏位（ulnar drift）

MP関節での滑膜炎持続が要因で，MP関節で掌尺屈を起こすRAに特徴的変形である。

術前に徒手矯正ができるか否か（拘縮の有無）で，術後の可動域が変わってくる。早期ではスプ

リント装着が行われる。Larsen Grade Ⅰ，Ⅱで変形軽度であれば関節滑膜切除に軟部支持組織によるバランス再建術（伸筋腱中央化，尺側内在筋切離と橈側指への移行，橈側関節包と側副靱帯の縫着，再縫着）[22]が行われる。Grade Ⅲ，ⅣではMP関節掌尺側亜脱臼に対してはシリコンインプラント（Swanson）を用いた人工指MP関節置換術[23)24)]が行われる。術後の動的副子を用いての早期運動療法は絶対必要である。

2）スワンネック変形（swan-neck deformity）

MP関節滑膜炎に伴い，内在筋（骨間筋，虫様筋）にスパスムと拘縮を生じ，MP関節が屈曲，掌側亜脱臼位をとることで，側索の走行がPIP関節の回転中心の背側を取るようになる。そのためPIP関節は過伸展，DIP関節屈曲位となる。

重症度を見るためのNalebuff分類[25]がある。

Type Ⅰ：PIP関節屈曲制限のないもの

Type Ⅱ：MP関節過伸展または橈屈位でPIP関節の屈曲制限のあるもの（intrinsic plus test陽性）

Type Ⅲ：どの肢位でもPIP関節の屈曲制限があるもの

Type Ⅳ：関節破壊がありPIP関節の屈曲ができないもの

治療法は早期ではスプリントが有用である。進行期ではMP関節の亜脱臼，脱臼している場合に

は人工指 MP 関節置換術によっての MP 関節の再建が優先される．Grade Ⅰ，Ⅱで可動性が有る場合，PIP 関節で伸展拘縮解離術と斜支靱帯再建を行う Thompson-Littler 変法[26][27]が行われる．Grade Ⅲ，ⅣでPIP 関節が強直に近い場合は 40～55°屈曲位にて関節固定を行う．

3）ボタン穴変形（boutonnière deformity）

PIP 関節の滑膜炎によって中央索が延長し，側索が掌側に移動することで，PIP 関節は屈曲位となり，DIP 関節には伸展力が生じる．

重症度を見るための Nalebuff 分類[28]がある．

- Stage Ⅰ：PIP 関節に軽度の伸展不全（10～15°）があり，他動伸展は正常
- Stage Ⅱ：PIP 関節に中等度の伸展不全（30～40°）があり，他動伸展は正常
- Stage Ⅲ：PIP 関節に高度の伸展不全があり，他動伸展も制限あり

治療法は Larsen Grade Ⅰ，Ⅱの早期では関節滑膜切除を行う．屈曲拘縮例では拘縮解離後 Oshio 法[29]に準じ，横支靱帯を用いた中央索の再建を行う．Grade Ⅲ，Ⅳで他動的に伸展ができない場合，40～55°屈曲位で関節固定術を行う．シリコンインプラント（Swanson）を用いた人工指 PIP 関節置換術は PIP 関節のアライメント異常がなく関節症性（OA）変化がある場合に適応になる．

術後のリハビリテーション

1．手関節

手術内容や腱の再建の有無によって固定期間は異なる．

滑膜切除と Sauvé-Kapandji 手術を試行した場合，術後 3 週まで手関節固定装具を 3 週間装着する．術後創の腫脹が落ち着き次第，装具作成し装着する．術後 1 週で作業療法士による他動手関節掌背屈運動を開始し，拘縮を予防する．抜糸後バイブラバス温浴を始め 3 週以後は装具を外し，回旋運動も許可する．

滑膜切除と部分固定術，全固定術を施行した場合，上記より，1 週間固定期間を延長し 4 週とする．腱球移植による中間層入関節形成術を施行しても同様である．

手根骨が癒合しており，滑膜切除と Darrach 手術のみの場合，原則固定は必要ないが，痛みに応じて固定装具を装着する．手根骨が一塊となった不安定型手関節に Clayton 腱移行術を行った場合は，術後早期からの他動運動を開始するが，回旋運動は 3 週からとし手関節固定装具を 3 週装着する．

2．手　指

母指 CM 関節に Thompson 法を行った場合，サムスパイカ型手関節固定装具で 4 週間固定を行う．作業療法士管理のもと，術後 1 週から母指-示指，中指での，術後 3 週から母指-環指，小指の対立運動を開始する．

母指 MP 関節にシリコンインプラントにて関節形成術を行った場合，これもサムスパイカ型手関節固定装具を 4 週間装着する．作業療法士管理のもと，術後 1 週から他動運動を開始する．

IP 関節掌側関節包固定術を施行した場合，安静位保持にのために IP 関節仮固定でワイヤー挿入するが，2～3 週で抜去した後，他動および自動運動を開始する．夜間は IP 関節固定装具を装着する．

尺側偏位に対する，手指 MP 関節への人工指関節置換を行った場合，術後早期からダイナミックスプリントを装着し運動療法を行う．原則 6 週まで日中，夜間装着し，6 週～12 週まで夜間装着とする．作業療法士による管理のもと，MP 関節を中心として屈曲伸展運動，3 週以後の内在筋のトレーニング，屈曲バーの取り付け，6 週以後日常生活動作に即した書字，箸の使用，包丁の使用などを訓練する．過度な屈曲や，ひねり，ひっぱりなどしないように説明する（図 4）．

スワンネック変形に対して Thompson-Littler 変法を行った場合，術後 1～2 週で PIP 関節の仮固定のワイヤーを抜き，自動運動を開始する．夜間は PIP 軽度屈曲位の固定装具を 4 週まで装着する．

ボタンホール変形に対して Oshio 法を施行した場合，伸展位保持のため仮固定のワイヤーを刺入することがある．いずれもワイヤー抜去もしくは創が落ち着いたら自動運動を開始する．

ハンドリハビリテーション，装具療法にても関節症状の改善もあり，重要性が認識されている[30]～[32]．

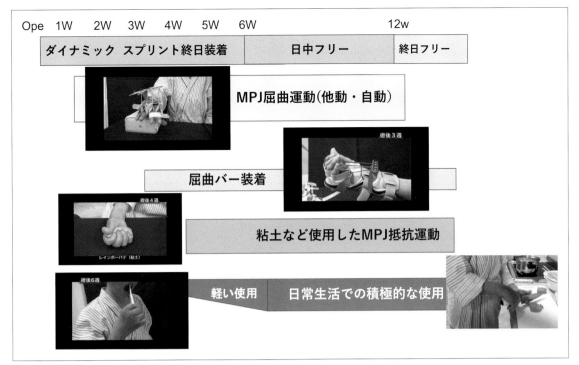

図 4. 術後セラピィプログラム

リウマチ友の会によるリウマチ白書2020では，患者が1番に期待することは関節破壊の進行が止まることである[33]（図5）．また抱える不安は悪化進行であることから[34]（図6），関節破壊が起こらない，悪化しないように協力することが主治医に求められている．

手術は関節の痛み，変形，不安定性によって生じた機能不全に対する再建だけではなく，見た目，外見の回復を目的に行われてきている．患者の多くが女性であるため，疾患活動性が抑えられたからこそ，日常生活動作の獲得だけでなく，QOL向上を目指し綺麗な手になりたいとの願望もある．手の手術効果を最大限に発揮するには，術後のリハビリテーションが大切である．術前評価に基づいて術後の目標設定とプロトコールを確認し，作業療法士が精神面での支えとなってリハビリテーションを遂行していくことになる．患者のアンメットニーズに応えるために手術とリハビリテーションを一体化することで，真の寛解，心の寛解達成が可能となる．

関節外科医，特に女性の立場から考えると，患者の大半が女性である関節リウマチにおいては，男性では気がつかないことがたくさんあり，患者本人も自分の機能障害に気がつかず，長年の変形によって，自分なりに手を使っている．その機能障害や問題を少しでも気づくこと，今何ができないのか，何ができるようになりたいのか，気づかせることも大切と思われる．第二の顔である手を美しくすることで患者のモチベーションも上がり，治療意欲も向上する．1人1人目標とするところは異なり，それぞれ個別の対応が必要になる．薬物療法だけでなく，手術，リハビリテーション，ケアのトータルマネージメントが重要である[35]．

文　献

1) 一般社団法人 日本リウマチ学会 編：関節リウマチ診療ガイドライン2020，診断と治療社，16-19，2021．
2) Larsen A：How to apply Larsen score in evaluating radiographs of rheumatoid arthritis in long-term studies. *J Rheumatol*, **22**(10)：1974-1975, 1995.
3) Sauvé L, et al：Nouvelle technique de traitement

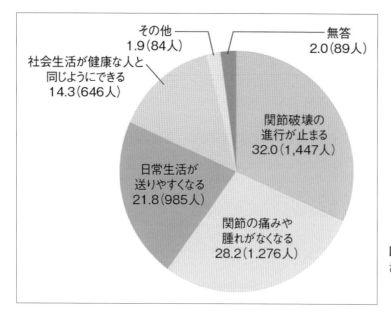

図 5.
治療に一番期待すること
（文献 33 より引用）

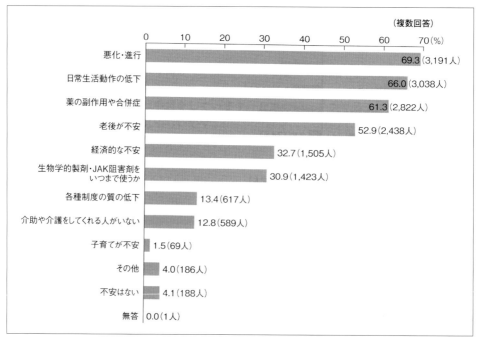

図 6. リウマチ患者が抱える不安

（文献 34 より引用）

chirurgical des luxations récidivantes isolees de l'extrèmitè infèrieure de cubitaus. *J Chir*, **47**：589-594, 1936.

4）Chantelot C, et al：Synovectomy combined with the Sauve-Kapandji procedure for the rheumatoid wrist. *J Hand Surg*, **24**（4）：405-409, 2019.

5）Darrach W：Partial excision of lower shaft of ulna for deformity following Colles' fracture.

Clin Orthop Relat Res, （275）：3-4, 1992.

6）Chamay A, et al：Radiolunate arthrodesis. Factor of stability for the rheumatoid wrist. *Ann Chir Main*, **2**（1）：5-17, 1983.

7）Ishikawa H, et al：Long-term follow-up study of radiocarpal arthrodesis for the rheumatoid wrist. *J Hand Surg Am*, **30**（4）：685-666, 2005.

8）Biel C, et al：Radiocarpal fusion and midcarpal

resection arthroplasty : long-term results in severely destroyed rheumatoid wrists. *BMC Muscloskelet Disord*, **19** : 286, 2018.

9) Clayton ML, et al : Tendon transfer for radial rotation of the wrist in rheumatoid arthritis. *Clin Orthop Relat Res*, **100** : 176-185, 1973.

10) Ryu J, et al : Rheumatoid wrist reconstruction utilizing a fibrous nonunion and radio-carpal arthrodesis. *J Hand Surg*, **10**(6Pt1) : 830-836, 1985.

11) Millender LH, et al : Arthrodesis for the rheumatoid wrist. An evaluation of sixty patients and description of a different surgical technique. *J Bone Joint Surg*, **55**A : 1026-1034, 1976.

12) 石川 肇 : リウマチ手関節の治療選択, 固定術VS人工関節手術, 固定術の立場から. *Loco Cure*, **5** : 336-341, 2019.

13) Nalebuff EA : Diagnosis, classification and management of rheumatoid thumb deformities. *Bull Hosp Joint Dis*, **29** : 119-137, 1968.

14) Terrono A, et al : Boutonniere rheumatoid thumb deformity. *J Hand Surg Am*, **15**(6) : 999-1003, 1990.

15) Iwamoto T, et al : Modified extensor pollicis longus rerouting technique for boutonnière deformity of the thumb in rheumatoid arthritis. *J Hand Surg*, **41**A : e129-134, 2016.

16) Nemoto T, et al : Metacarpophalangeal joint arthroplasty using flexible hinge toe implant with grommets for boutonnière deformity of rheumatoid thumb. *J Hand Surg Asian Pac*, **23** : 66-70, 2018.

17) Lister G : Interosseous wiring of the digital skeleton. *J Hand Surg Am*, **3** : 427-435. 1978.

18) Thompson JS : Suspensionplasty. *J Orthop Surg Tech*, **4** : 1-12, 1989.

19) Campbell CS : Gamekeeper's thumb. *J Bone Joint Surg Br*, **37**B(1) : 148-149, 1955.

20) Nalebuff EA, et al : Opera-glass hand in rheumatoid arthritis. *J Hand Surg Am*, **1**(3) : 210-220, 1976.

21) Nomura Y, et al : Arthrodesis of the digital joint using intraosseous wiring in patients with rheumatoid arthritis. *Mod Rheumatol*, **31** : 114-118, 2021.

22) Fearnley GR : Ulnar deviation of the fingers. *Ann Rheum Dis*, **10**(2) : 126-136, 1951.

23) Ishikawa H, et al : The effect of activity and type of rheumatoid arthritis on the flexible implant arthroplasty of the metacarpophalangeal joint. *J Hand Surg Br*, **27**(2) : 180-183, 2002.

24) Gondfarb CA, et al : Metacarpophalangeal joint arthroplasty in rheumatoid artritis. A long-term assessment. *J Bone Joint Surg Am*, **85**(10) : 1869-1878, 2003.

25) Nalebuff EA, et al : Surgical treatmentof the swan-neck deformity in rheumatoid arthritis. *Orthop Clin North Am*, **6**(3) : 733-752, 1975.

26) Thompson JS, et al : The spiral oblique retinacular ligament(SORL). *J Hand Surg*, **3**(5) : 482-487. 1978.

27) Kakutani R, et al : Correction of rheumatoid swan-neck deformity of the finger using the modified Thompson-Littler method. *Mod Rheumatol*, **31** : 541-545, 2022.

28) Nalebuff EA, Millender LH : Surgical treatment of the boutonnièare deformity in rheumatoid arthritis. *Orthop Clin North Am*, **6**(3) : 753-763, 1975.

29) Oshio I, et al : Reconstruction of the central slip by the transverse retinacular ligament for boutonniere deformity. *J Hand Surg Br*, **15**(4) : 407-409, 1990.

30) Manning VL, et al : Education, self-management, and upper extremity exercise training in people with rheumatoid arthritis : a randomized controlled trial. *Arthritis Care Res(Hoboken)*, **66**(2) : 217-227, 2014.

31) Tonga E, et al : Effectiveness of Client-Centered Occupational Therapy in Patients With Rheumatoid Arthritis : Exploratory Randomized Controlled Trial. *Arch Rheumatol*, **31**(1) : 6-13, 2016.

32) Lamb SE, et al : Exercises to improve function of the rheumatoid hand(SARAH) : a randomized controlled trial. *Lancet*, **385**(9966) : 421-429, 2015.

33) 公益社団法人日本リウマチ友の会 編 : 2020年リウマチ白書 リウマチ患者の実態(総合編)流, No356 : 25, 2020.

34) 公益社団法人日本リウマチ友の会 編 : 2020年リウマチ白書 リウマチ患者の実態(総合編)流, No356 : 94, 2020.

35) 山本純己 : RA治療の基本的考え方. リウマチ科, **27** : 568-575, 2002.

MB Med Reha **No.288**：**54-58**, 2023

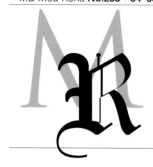

特集／関節リウマチのリハビリテーション診療 update

下肢手術と術後リハビリテーション治療

山田晃史[*1]　猪狩勝則[*2]

Abstract　関節リウマチ(RA)の薬物療法の治療成績はめざましく向上し，多くの患者で寛解や低疾患活動性の導入，維持ができるようになった．手術療法は除痛，機能回復，整容を同時に得ることができる優れた手法だが，実は低疾患活動性以下の患者の手術頻度は過去20年で低下していないことが報告されており，今後もRA治療における重要なオプションであり続ける．手術療法で十分な効果を得るためには適切な術後リハビリテーションが重要となる．部位や術式によりリハビリテーションの進め方には違いがあるが，早期に開始し，早期に離床していくことが重要である点は一致している．

Key words　関節リウマチ(rheumatoid arthritis)，下肢関節手術(lower limb joint surgery)，リハビリテーション(rehabilitation)

メトトレキサートの適応追加，分子標的薬(生物学的製剤および JAK 阻害薬)の登場，的確な治療戦略の確立により，関節リウマチ(RA)の薬物療法の治療成績は著しく改善した[1]．多くの患者で疾患活動性を低く抑制できるようになったことで，関節破壊の発生および進行のリスクは低減し，RA 患者が関節手術を受ける頻度は減っている．東京女子医科大学で行っている IORRA コホートのデータからも 2000 年代初頭に比べ，近年は患者あたりの手術件数が半減したことが明らかとなっている[2]．しかしその内訳を見ると，手術頻度半減の大きな理由は中等度疾患活動性以上の患者の減少とその手術頻度の低下に負っていることがわかり，低疾患活動性以下の患者の手術頻度は変わっておらず，今や低疾患活動性以下の患者が大多数を占めるようになったため，今後大きくは手術件数が減ることはないと考えられている．RA 治療における手術の位置づけは以前に比べれば低下したものの，手術は除痛，機能回復，整容を同時に得ることができる優れた手法であり，

RA 治療における重要なオプションであり続ける．以下，下肢手術の方法，タイミング，当院における術後リハビリテーションについて概説する．

股関節：人工股関節全置換術(THA)

股関節の関節裂隙が消失し，疼痛で歩行に支障がある場合には手術適応となり，通常 THA が手術選択肢となる．以前に比べると手術頻度は 1/3 ほどになったが，依然として一定数行われている[2]．かつては骨頭が骨盤に migration したような otto pelvis(臼底突出股)も見られたが，近年はほとんど目にすることはなくなり，変形性関節症(OA)と同様に手術されることが多い．

THA により除痛と関節可動域(ROM)の回復，関節の安定化が期待でき，日常生活動作(ADL)が回復する．THA は術式が確立しており，良好な長期成績が期待でき(10 年超で 90％以上)，優れた再置換システムもあるため，関節リウマチ診療ガイドライン 2020 でも強くすすめることができる治療法であると記載されている[3]．インプラント

[*1] Akifumi YAMADA，〒 162-8666　東京都新宿区河田町 8-1　東京女子医科大学整形外科，助教
[*2] Katsunori IKARI，同，特任教授

と海綿骨の間に骨セメントを充填することで固定性を得るセメント固定，インプラント表面のポーラス加工により生じる bone ingrowth によって固定性を得るセメントレス固定ともに良好な成績が得られる．比較的若年例でも歩行障害が強い場合には適応となる．

<リハビリテーション>

筋力や ROM の回復，深部静脈血栓症などの合併症予防，心肺機能の回復を得るために早期に開始し，早期に離床していくことが重要となる．リハビリテーション期間に危惧すべき術後合併症として脱臼が挙げられる．長らく主流であった後方アプローチでは屈曲・内転・内旋位で後方に脱臼しやすく禁忌肢位とされていたが，近年梨状筋温存などの脱臼抵抗性を高めた術式も用いられるようになってきている．当院では関節包や筋腱付着部，靱帯の温存により脱臼抑制を目指した前方アプローチを用いている．伸展・内転・外旋位で前方脱臼のリスクとなるとされる術式ではあるが脱臼抵抗性は高く，当院では禁忌肢位を設けていない．術翌日より ROM 訓練を開始し，端座位練習，車椅子移乗訓練を経て，数日以内に立位・歩行訓練を開始する．上肢の関節障害を有している RA 患者では pick up 歩行器や松葉杖の使用が困難であるため，サークル歩行器による歩行訓練を行い，もともと歩行補助具を使用していた場合にはそちらを用いた練習も行う．

膝関節：人工膝関節置換術（TKA）

膝関節の関節裂隙が消失し，疼痛，可動域制限，屈曲拘縮，不安定性などが生じた場合には手術適応となり，通常 TKA が選択される．OA では膝周囲骨切り術（around the knee osteotomy）や人工膝関節単顆置換術（UKA）も積極的に行われているが，現時点では RA は適応外とされることが多い．TKA の長期成績は良好で，機械や手術手技の進歩により 20〜30 年の耐用が期待されており，10 年生存率は 95％とされている．以前に比べると RA 膝の手術頻度は 1/5 ほどに激減したが[2]，

関節リウマチ診療ガイドライン 2020 でも強くすすめることができる治療法と記載されている[3]．

RA にはセメント固定で行うことが多かったが，近年は骨質が問題ない場合にはセメントレス固定が用いられることも多くなってきている．手術成績は OA と同等であり，関節炎の制御が可能になってきたことで，後十字靱帯が温存されている症例では cruciate retaining（CR）型インプラントも使われているが，不安定性が強い症例では後十字靱帯機能を機能を代償する posterior stabilized（PS）型インプラントが用いられる．

<リハビリテーション>

膝屈曲角度の日常生活動作の目安として，階段昇降や洋式生活で屈曲 120°，床からの立ち上がりが必要な和式生活では 140° 程度が必要になるとされる．深い屈曲を得るためには早期から積極的な ROM 訓練が必要であり，持続的他動運動（CPM）による訓練を術翌日より開始し，アクティブアシストによる ROM 訓練に移行する．伸展不全（extension lag）は膝折れのリスクとなるため，術翌日からセッティング法による大腿四頭筋筋力訓練を開始する．術翌日の端座位練習，車椅子移乗訓練を経て，同日中に立位保持を目指し，術後 2 日より歩行器歩行や杖歩行を開始し，術後 5 日での段差訓練開始を目標とする．

足関節：人工足関節置換術（TAA），足関節固定術

距腿関節裂隙の消失や足関節の変形を生じ，疼痛で歩行に支障があり，投薬や装具療法では有効な除痛が得られない場合に手術適応となる．TAA もしくは足関節固定術が選択肢となるが，TAA は ROM が温存できるものの長期成績が報告によってばらつきがあり，足関節固定術は長期に安定した成績が期待できるものの ROM を犠牲にし，隣接関節障害のリスクがある．足関節固定術でも距骨下関節やショパール関節の可動性が保たれている場合にはある程度代償された運動は可能だが，RA では隣接関節も障害されていることが多く，その場合には代償運動に期待できず，隣

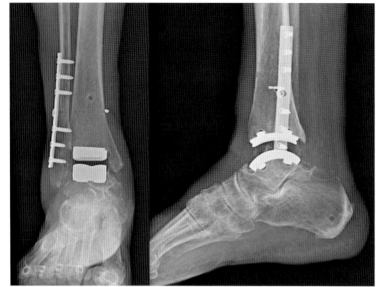

図 1.
外側進入型人工足関節
外側進入型でインプラントがラウンドデザインのため，骨切り量を最小化でき，高骨密度領域への設置が可能となっている．腓骨の骨切りが必須のため，プレートで腓骨骨切り部の固定を行っている．

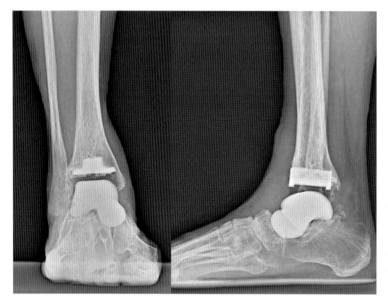

図 2.
前方進入型人工足関節（人工距骨併用）
健側のデータを反転させて設計したカスタムメイドの人工距骨を併用した人工足関節置換術．特に距骨インプラントが沈下した際に行う人工足関節再置換術では貴重な選択肢となる．

接関節障害のリスクがより高まる．そのため関節リウマチ診療ガイドライン 2020 での推奨の強さは「弱い」となっている[3]．

1．TAA

　現在日本で使用可能なインプラントは 3 種類で，前方進入型の 2 機種が先行し，2018 年（米国では 2012 年）より外側進入型の 1 機種（**図 1**）が発売されている．前方進入ではカスタムメイドの人工距骨の併用も選択肢となる（**図 2**）．前方進入は一般に前脛骨筋腱と長母指伸筋腱の間より進入し関節操作を行う．アプローチが容易である一方足

関節後方の操作はやや困難である．RA 患者ではそもそも創部の癒合不全のリスクが比較的高いが，創部に前脛骨筋腱や長母指伸筋腱の緊張がかかるために，さらに創癒合不全のリスクが高くなり，しかも創癒合不全から腱の露出に至ると非常に難治性となる．

　外側進入では腓骨遠位部に骨切りを行い，遠位骨片を翻転させて距腿関節にアプローチする．この際，前距腓靱帯を切離する必要があり，骨切り部を整復固定後に再建する．ラウンドデザインで外側から進入するため骨切り量を最小化し，高骨

密度領域への設置が可能となり，トラベキュラーメタルや高架橋ポリエチレンといった最新素材を用いていることで耐用年数の長期化に期待されている．

<リハビリテーション>

前方進入型の機種のリハビリテーションは，術後3週間のキャスト固定を行い，術後1週から部分荷重あるいは全荷重開始としている．外側進入型の機種のリハビリテーションは，術後早期はギプスもしくはU字シーネ固定とし，術後3か月間は前距腓靱帯を保護するためにU字シーネもしくは支柱付き装具を使用して内外反を制動している．術後10日より支柱付き装具を用いて1/2荷重から部分荷重と背屈運動を開始し，術後3週にかけて徐々に全荷重とし，底屈運動も開始する．

2．足関節固定（距腿関節固定術，距腿・距骨下関節固定術）

距腿関節固定術は残存した関節軟骨を削り，軟骨下骨を新鮮化して，スクリューやプレートで固定するが，近年，鏡視下にスクリュー固定で行うことが増えている．距骨下関節も破壊されて疼痛を生じている場合には足底から髄内釘を用いて距腿関節と距骨下関節の2関節固定とする．

<リハビリテーション>

固定期間，免荷期間は固定方法により違いがある．鏡視下距腿関節固定術の場合はギプス固定の上で2週間の免荷後，ギプス固定のまま全荷重歩行を開始．ギプス固定は術後6週間続け，その後支柱付き装具を装着する．髄内釘による距腿・距骨下関節固定術ではギプス固定の上で8週間の免荷後，支柱付き装具を装着し徐々に全荷重歩行を開始する．ただしフィン付き髄内釘を用いた距腿・距骨下関節固定術の場合には，荷重により固定部位に圧着力がかかるシステムのため，ギプス固定の上で2週間の免荷後，ギプス固定のまま全荷重歩行を開始している．足趾のROM訓練は術後ADLの回復に有用であるため，固定関節にストレスをかけないように注意しながら行っていく．術後は踏み返しに制限が生じるためロッカー

ボトム（船底）型の靴を用いることで歩行しやすくなることもある．

中足部：中足部固定術

ショパール関節を構成する距舟関節や踵立方関節の関節破壊が進行すると，縦アーチが保てなくなり外反扁平足が生じてくる．これが進行して中足部に足底胼胝や潰瘍が生じると手術適応となる．初期には距舟関節の固定だけで済む場合もあるが，RAでは距骨下関節を含めた三関節固定を行うことも少なくない．リスフラン関節も障害されている場合には同部の固定が必要となることもある．高度外反例では踵骨骨切り内方移動術の併用も選択肢となる．変形した関節を解離し，関節面を新鮮化し，ステープルやスクリュー，プレートなどで固定する．

<リハビリテーション>

早期荷重で固定部位の変形治癒を生じる場合があるため，ギプスもしくはU字シーネ固定の上で術後8週間免荷とし，その後足底装具（アーチサポート）を装着の上で部分荷重を開始する．

前足部：足趾形成術

足趾変形はRAに特徴的な変形であり，高度外反母趾，外足趾のMTP関節背側脱臼とPIP屈曲拘縮，内反小趾がよく見られる．中足骨頭突出部に有痛性胼胝が生じたり，靴との摩擦でPIPに皮膚潰瘍を生じて歩行障害が生じたら手術適応となるが，変形が進行する前に手術を検討しても良い．従来，第1MTP関節固定＋第2～5MTP切除関節形成術もしくは第1～5MTP切除関節形成術が主流だったが，薬物療法により活動性滑膜炎を抑制できるようになったこともあり，近年，特に国内では関節温存術が主流になっている．全体の手術頻度が半減した一方で，以前に比べると足部・足関節の手術だけは有意に増加しているが，関節温存術の登場がその背景にあると考えられている[2]．

切除関節形成術では中足骨の遠位端を切除する

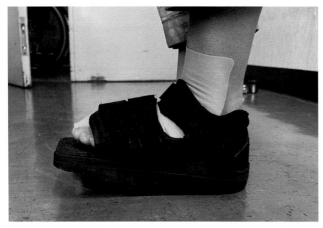

図 3. 前足部免荷装具
前足部免荷装具を用いることで，骨切り術後でも早期の歩行が可能となる．

ことでMTP関節の変形矯正を行う．中足骨の断端を第2中足骨を頂点として弧状に揃えることが重要となる．術後2〜3週は趾先部から中足骨まで鋼線を刺入し矯正位を保持する．関節部を切除するため通常の関節の支持性は失われるものの，有痛性胼胝の消褪を促し，前足部の形状を整えることで整容面や靴選びの幅が広がるメリットがある．

　関節温存術は黎明期でもあり，施設によって様々な手法が用いられているが，母趾については遠位骨切り術，骨幹部骨切り術，近位骨切り術に大別される．当院では第1第2中足骨間角が10°以下であれば遠位骨切り術，それ以上であれば矯正力が大きく回内変形矯正も可能な近位回旋骨切り術を用いている．第2〜4趾は遠位短縮斜め骨切り術を行うが，腱延長を用いた軟部再建術のみで対応することもある．第5趾では中足骨頭の背側挙上を避けるため水平骨切り術を行っている．関節温存術では関節面が温存されるため，関節切除術と異なり，関節の支持性が温存される．

<リハビリテーション>

　関節切除術では前足部免荷装具(**図3**)を装着の上で術翌日より歩行を許可している．関節温存術では骨切り部の安定性を得るために術後1週間は免荷とし，その後前足部免荷装具を用いた歩行を開始する．術後2週間で鋼線を抜去し，外反母趾装具や足底装具を装用する．術後8週までは前足部免荷装具を使用しながら足趾のROM訓練を積極的に行う．前足部免荷のため踏み返しができなくなるため，患側を前に出して健側を揃えるような歩行となる．足部の手術では下肢の下垂によって浮腫が強くなり創部トラブルにつながったり，疼痛が増悪することもあるため術後早期は患肢挙上を心がける．

文　献

1）Yamanaka H, et al：A large observational cohort study of rheumatoid arthritis, IORRA：Providing context for today's treatment options. *Mod Rheumatol*, **30**(1)：1-6, 2020.
　Summary　国内のRA治療の変遷と治療成績の推移がわかりやすくまとまっている．
2）Tominaga A, et al：Surgical Intervention for Patients With Rheumatoid Arthritis is Declining Except for Foot and Ankle Surgery：A Single-Center, 20-Year Observational Cohort Study. *Mod Rheumatol*, **33**(3)：509-516, 2023.
　Summary　過去20年で全体としては手術頻度が大きく低下した一方で，足部の手術は増加していることが明らかとなった．
3）一般社団法人日本リウマチ学会編：関節リウマチ診療ガイドライン2020，診断と治療社，2021.
　Summary　リウマチ診療に携わるものには必読の，日本リウマチ学会が総力を挙げて編纂した診療ガイドライン．

MB Med Reha **No.288**：59-65, 2023

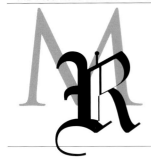

特集／関節リウマチのリハビリテーション診療 update

関節リウマチにおける手指変形への対応
—手にはその人の歴史あり—

佐藤信治*1　赤松和紀*2

Abstract　関節リウマチ(rheumatoid arthritis；RA)診療における薬物療法の進歩により，RA 患者は低疾患活動性あるいは寛解の達成・維持が可能となり，健常者と変わらない生活を送ることができるようになってきている．しかし，疾患活動性のコントロールが可能となった現在においても，手指変形が発生しないわけではない．そのため，作業療法士は関節炎により関節破綻の経時的変化を熟視することによって，手指変形の徴候に対する予見能力を高め，その予防および方策を図っていく必要がある．RA 患者は手指変形の発生により QOL の低下につながる可能性があり，長期的で良好な QOL の維持のためにも変形の予防や変形が起き始めた際には可能な限り変形が増悪しないように対処することが重要となる．しかし，RA 患者自身が変形の予兆に気づくことは困難である．そのため，作業療法士をはじめとする医療従事者が変形の予兆に気づく目や感覚を養っておく必要がある．本稿では手指変形に対するスプリントの適応時期やスプリント作製におけるポイントについてご紹介する．

Key words　スプリント(splint)，変形(deformity)，変形予防(deformity prevention)

はじめに

　関節リウマチ(rheumatoid arthritis；RA)に対する装具療法には，疼痛の軽減，関節機能の代償，変形の進行予防の 3 つの目的があるとされている[1]．RA 診療のパラダイムシフト以前は，変形の見られる手指に対して，疼痛の軽減や関節機能の代償を目的にスプリントを提供することが多かった．しかし，病勢のコントロールが可能となった今日，長期罹患患者以外では，重篤な手指変形を臨床の場で見ることは少なくなっている．しかし，そのような中でも変形の出現・助長の起点とされる腫脹が確認される RA 患者も存在する．腫脹は，軟部組織の伸張により筋や腱の走行などのバランスが破綻したことで変形につながると言わ

れている[2]．RA の手指変形出現の予防および変形進行抑制のためには，スプリントは軟部組織のバランス破綻を抑制する重要な手段の 1 つと言える．また，最近では社会参加をされている RA 患者も多く，仕事や家事といった社会的背景を踏まえたスプリント作製が重要であると言える．

手指変形と QOL

　RA の場合，手および手指関節に関節炎を起こす頻度が高く，関節炎が持続することで変形が完成してしまう．手指変形が完成してしまうと巧緻動作や把持機能が低下してしまい，日常生活動作(ADL)や QOL の低下につながると言われている[3][4]．また，変形は痛みを伴うわけではないため，RA 患者自身も生活の中でやり辛さを感じた

---

*1 Shinji SATO，〒 790-0858 愛媛県松山市道後姫塚乙 21-21　医療法人千寿会道後温泉病院リウマチセンターリハビリテーション科，科長
*2 Kazunori AKAMATSU，同，副主任

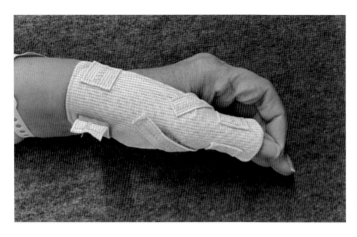

図 1.
軟性タイプスプリント

後に手指の変形に気づくということを耳にする。そのため，変形が完成する前にセラピストが，その微妙な変化に気づき，どのように対応していけるかが重要となる。特に「目標達成に向けた治療（treat to target：T2T）」の中の基本的な考え方（overarching principles）では「患者の長期的なQOLを最大限まで改善する」と記されており[5)6)]，長期的なQOLの改善に向けて，その中でも手指変形へのアプローチを重点的に行っていく必要がある。

RAのスプリントについて

1．スプリントの種類

スプリントには軟性タイプと硬性タイプの2種類がある。スプリントで矯正することによって疼痛や発赤などが生じやすい場合には，素材にオペロンやデビロンメッシュを使用する軟性タイプのスプリントを選択する（**図1**）。軟性タイプのスプリントは変形を矯正できるわけではないが，痛みの出ない程度に矯正し，変形が存在してもADLで使いやすくなる。硬性タイプは母指のIP関節などで動揺性が見られる場合などの関節の支持性を高める際や変形が起こりそうな初期の段階で夜間安静時に矯正を図る場合に選択する。硬性タイプは熱可塑性素材を使用して作製することが多い。

2．スプリント作製時の評価

まずは各関節における炎症初見の有無を確認する。可能であればX線像で骨の状態を確認した上で対象となる関節を直接，手で触れて腫脹，動揺性の有無を確認する。問診の中では，生活の中で

の家事や仕事の終了後や夕方など，どのようなタイミングで腫脹が出現するのかを聴取する。RA患者の半数以上は手指の変形による機能障害を有していると言われており，その中でも母指変形は手指の中でも頻繁に起こる症状の1つとなる[7)]。そのため，母指変形の予兆について簡単にチェックする方法を提示する。まず対象者に「OKポーズを作ってください。」と言って示指と母指で指先つまみを実施してもらう。その際に母指と示指で円を形成することができるかを確認する（**図2**）。綺麗な円を形成することができない場合には母指関節に何らかの障害が生じている可能性が高い。その中でも特にCM関節の可動性が不良であると，掌側外転の可動域が制限されて綺麗な円を作ることができない場合が多い。また，IP関節に緩みが生じていると指先つまみをした際にIP関節過伸展やIP関節の側方偏位となる場合が多く見られる。示指から小指に関してはMP関節の掌側脱臼や尺側偏位など関節自体や伸筋腱の脱臼の有無を確認する（**図3**）。これは実際に手を握ってもらい，伸筋腱の動きや関節の状態を把握する必要がある。PIP関節においては関節の緩みや過伸展もしくは屈曲拘縮が発生する可能性が高く，屈曲・伸展筋群が多関節にわたっているためPIP関節単独を見るのではなく併せてMP関節の確認も必要である。

疾患活動性が安定している患者の中にも，変形発生の起点である軟部組織や骨のアライメントの偏位が確認される場合には手指の変形が起きるという報告もあり[8)]，就労や生活場面での手指の使

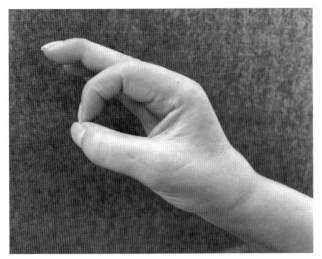

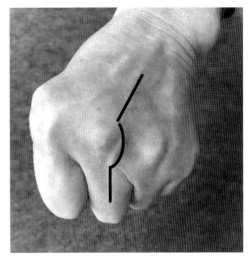

図 2. 母指と示指で円が描けるかを確認

図 3. 伸筋腱の脱臼を確認

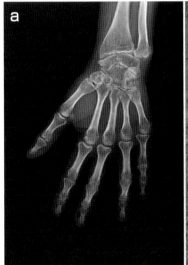

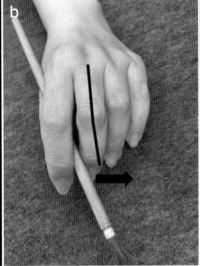

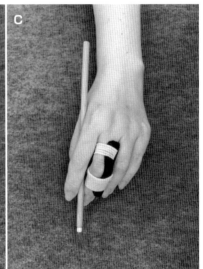

図 4. スプリント装着による PIP 関節への負担軽減
　　　a：スプリント装着前の X 線像
　　　b：筆を把持する圧が変形に影響していた.
　　　c：スプリントによって尺屈を予防する.

い方で関節に過負荷となっている可能性もある.
そのため, 仕事や家事の内容や強度・負荷量を知
ることによってスプリントの形態や素材を決定す
る一助となる. 就労している RA 患者では仕事の
内容により, 手指に過負荷となっていることも多
く, 実際の動作を確認するとその原因が判明する
ことがある. ここでスプリント評価から作製にか
けての流れについて症例とともに報告する. この
症例は PIP 関節には炎症所見がなかったものの,
X 線像を確認すると関節裂隙の狭小化が生じてい

た. 疼痛がないために利き手を使用する際に困る
ことはなかったが, 触診にて左中指の PIP 関節に
緩みが生じており, 橈側から加圧すると尺屈しや
すい状態になっていた. この症例の職業はネイリ
ストであり, 仕事で筆を使用する場面が多く, 筆
を利き手で把持した際に中節骨に対して筆を押さ
えることによって PIP 関節の尺屈変形を起こして
いたことが判明した. そのため, 基節骨と中節骨
に熱可塑性ニット素材（オルフィキャスト 2.6
mm 厚）を使用し, オペロンをベルトにして中間

位を保持することでPIP関節への負担を軽減した（**図4**）.

3．スプリント装着による効果

スプリント装着による効果は様々な報告がなされているものの，いずれも変形矯正に関しては十分とは言い難い[9]．しかし，痛みの軽減や手指機能の器用さについては改善する[10]~[13]といった報告もあり，スプリント装着による生活上での使いやすさの向上や変形増悪の予防になり得る可能性は高い．また，関節に動揺性が生じている場合にはスプリントを装着することで把持力の向上が見られることが多い.

4．スプリントと運動の必要性

スプリントを装着するのみでは変形の矯正が可能でも，未装着になると再び変形が起こる可能性があり，スプリントと併せて手指変形予防の運動も必要となる[4]．スワンネック変形であれば，MP関節中間位でのPIP関節の屈曲運動，ボタンホール変形であれば，PIP関節中間位で固定した状態でのDIP関節屈曲運動を実施する[14][15]．また，尺側偏位変形に対してはテーブル上でのMP関節の橈屈運動が効果的である．母指に関しては母指，示指の中手骨間を広がっていると指腹つまみが容易となる．他にもIP関節が過伸展する場合にはIP関節の屈曲運動も必要となる．以上のような運動とスプリントを装着することによって，よりスプリントの効果が発揮される.

5．スプリント完成後のフォローアップ

スプリントが完成した時点で装具療法が終了するわけではない．完成後の定期的な評価や微調整もしくは再作製をすることも重要となってくる[16]．作製後に矯正されたことでスプリントが手指と適合しなくなることもしばしばある．そのため，定期的な評価の際にはフィッティングを確認し，状態に合わせて再調整もしくは再作製の必要もある．また，スプリントを長期的に装着してもらうためには，スプリントを装着することによる効果を示す必要がある．まずは作製する前に変形のある手指に対して可動域や筋力を測定して手指

の状態を対象者に把握してもらう．スプリント作製後にスプリント装着した状態でどの程度，矯正したのか？を評価をし，1か月後や3か月後に再評価をして対象者の手指が，どの程度改善しているのかを患者自身が理解することでスプリント装着による効果を実感できる．また，生活の中での手指の使いやすさが変化すると患者の満足度向上の他，長期的な装着にもつながっていく.

症例提示

症例1：変形が完成前の症例

17歳，女性

RA発症から4か月経過，高等学校の部活動でバレーボール部のセッターをしていた．セッターはボールが集まるポジションであり，それに合わせてボールをトスすることが多く，手指への過負荷が考えられ，MP関節や手関節に腫脹が見られていた．X線像では関節裂隙の狭小化も見られず，生活も自立していた．薬物療法の効果が現れるようになってからはMP関節の腫脹は消失したものの，MP関節を触診すると軽度の緩みが感じられ，掌側亜脱臼が生じていた．そのため，スプリントは熱可塑性ギプス素材（ルナキャスト3枚）を示指から小指の基節骨骨頭部から手関節までの掌側を覆うようにし，MP関節および手関節の背側にベルトで固定した．MP関節のベルトにはフェルトを縫合して背面からしっかりとMP関節を固定することでMP関節が中間位で保持できるようにし，夜間の安静固定を指導した（**図5**）.

症例2：ボタンホール変形が改善した症例

46歳，女性

RA発症から3年経過，主婦の傍ら大学に通学し，論文作成などのパソコン作業で1日を過ごすことが多かった．X線像では右環指PIP関節に関節破壊や亜脱臼が見られ，屈曲拘縮を起こしていた．環指にはボタンホール変形による高度な屈曲拘縮が見られPIP関節が中間位まで伸展困難だった．そのため，掌側に熱可塑性素材（アクアフィットNS 1.6 mm厚），中節骨と基節骨の背面にオペ

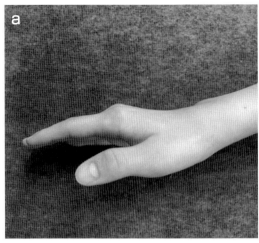
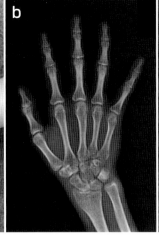
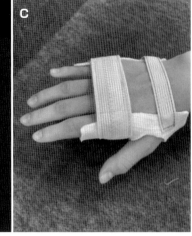

図 5. 症例 1：変形が完成前の症例
a：MP 関節掌側亜脱臼
b：スプリント装着前の X 線像
c：夜間安静用スプリント

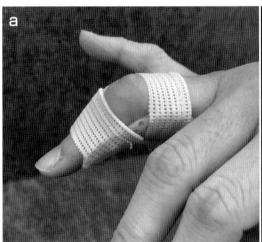
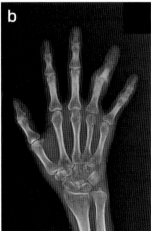
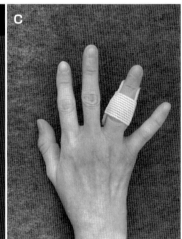

図 6. 症例 2：ボタンホール変形が改善した症例
a：中節骨と基節骨にベルトをつけたスプリント
b：スプリント装着前の X 線像
c：1 か月後に PIP 関節の背側にベルト固定しスプリントを修正

ロンを主材としたベルトを使用して固定した．基節骨のベルトはベルクロを縫製し，着脱が容易となるように工夫した．スプリントの装着時間は高度の PIP 関節拘縮のため，日中も装着し，1 か月が経過すると PIP 関節屈曲拘縮が改善された．PIP 関節の拘縮が改善したことにより，更にスプリントの着脱が容易となるように中節骨底部と PIP 関節背部と中節骨頭の 3 点固定に修正した．PIP 関節背側部は疼痛軽減のためにベルトで固定した．スプリントを装着して 3 か月が経過すると

PIP 関節伸展 −45°から −10°へ改善し，スプリントを未装着でも関節角度を維持できた（**図 6**）．

症例 3：スプリントによって趣味活動が再開できた症例

68 歳，女性

RA 発症から 13 年経過，疾患活動性は安定していたものの，X 線像では右母指 IP 関節は関節破壊が見られ，触診すると IP 関節の動揺性や CM 関節の可動域も低下していた．以前に趣味として手芸（縫物）を熱心にしていたが，針をつまんで作業

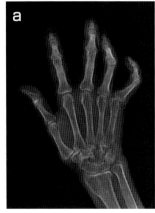
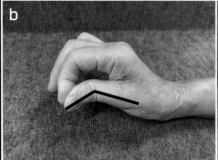
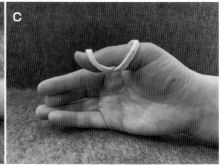

図 7. 症例 3：スプリントによって趣味活動が再開できた症例
　　　a：スプリント装着前の X 線像
　　　b：つまみ動作で IP 関節の外側偏位が出現する.
　　　c：スプリントによって IP 関節を固定

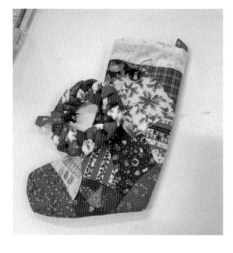

図 8.
症例 3：スプリントを活用して作製したクリスマスリース

をしていくうちに動揺性の見られた IP 関節が次第に過伸展および外側偏位するようになり，手芸が困難となっていた．そのため，プラスチック素材（イージーフォーム）で IP 関節を固定するリングスプリントを作製した（図 7）．リングスプリントを装着することによって，IP 関節が安定し，針をつまむことが容易となり，3 年ぶりに手芸ができるようになった．退院後に趣味が再開できたことへの喜びの手紙とともに自身の手で一針一針縫いながら作ってくれたクリスマスリースを贈って頂いた（図 8）．

おわりに

最近では臨床の場で作業療法士がスプリントを作製する機会が減少していることを耳にする．ま

た，市販のサポーターは以前よりも種類も豊富で外見も綺麗に縫製され，機能的なサポーターが増加している．そのようなサポーター類がスプリントの代用となることもあるが，スプリントはそのすべてを既製品で補える訳ではなく，対象者の微妙な手指の変化に合わせて作製する必要がある．そのため，作業療法士は多くのスプリントを作製することで経験値を高めて，患者の手指変形に合わせて作製できるように常日頃よりイメージを養っておく必要がある．また，併せて RA 患者の手の変形が完成する前にその徴候に気づけるように注意を払うことによって RA 患者の「関節を護る」ということを意識してもらいたい．

文 献

1) 林　正春：スプリント治療のテクニック 関節リウマチにおけるスプリント療法．総合リハ，**42**：573-582，2014.

2) 岩本卓志：関節リウマチによる手指変形に対する軟部組織再建．日関節病会誌，**38**：91-97，2019.

3) Dumitrache A, et al：Physical therapy, orthosis and occupational therapy in medical and surgical rheumatologic hand diseases. *Presse Med*, **42**（12）：1632-1649, 2013.

4) Porter BJ, et al：Splinting and hand exercise for three common hand deformities in rheumatoid arthritis. *Curr Opin Rheumatol*, **24**：215-221, 2012.
   Summary 変形の初期段階におけるスプリントや手指の運動の有効性に関する文献．

5) Smolen JS, et al：Treating rheumatoid arthritis to target：recommendations of an international task force. *Ann Rheum Dis*, **69**（4）：631-637, 2010.

6) Smolen JS, et al：Treating rheumatoid arthritis to target：2014 update of the recommendations of an international task force. *Ann Rheum Dis*, **75**（1）：3-15, 2016.

7) King JA, Tomaino MM：Surgical Treatment of the Rheumatoid Thumb. *Hand Clin*, **17**（2）：275-289, 2001.

8) Toyama S, et al：Rheumatoid arthritis of the hand：a five-year longitudinal analysis of clinical and radiographic findings. *Mod Rheumatol*, **24**（1）：69-77, 2014.
   Summary 5年間の追跡調査による RA 患者の疾患活動性および手指変形の進行に関する文献．

9) Adams J, et al：The clinical effectiveness of static resting splints in early rheumatoid arthritis：a randomized controlled trial. *Rheumatology*, **47**（10）：1548-1553, 2008.

10) Silva AC, et al：Effectiveness of a night-time hand positioning splint in rheumatoid arthritis. *J Rehabil Med*, **40**（9）：749-754, 2008.

11) Formsma SA, et al：Effectiveness of a MP-blocking Splint and Therapy in Rheumatoid Arthritis：A Descriptive Pilot Study. *J Hand Ther*, **21**（4）：347-353, 2008.

12) Zijlstra TR, et al：Silver Ring Splints improve dexterity in patients with rheumatoid arthritis. *Arthritis Rheum*, **51**（6）：947-951, 2004.

13) Ramaji RY, et al：The Effect of Ulnar Deviation Orthosis in Patients with Zigzag Deformity Due to Rheumatoid Hand. *J Prosthet Orthot*, **33**（3）：203-207, 2021.

14) 鈴木玄一郎：早期の装具療法と作業療法が奏功したリウマチ性ボタン穴変形の1例．*Jpn J Rehabili Med*, **59**：1259-1265, 2022.

15) 中川夏子：リウマチボタン穴変形の治療．関節外科，**32**：404-409，2013.

16) 林　正春：関節リウマチにおける手指病変とスプリント治療．*Jpn J Rehabil Med*, **57**：1047-1053, 2020.
   Summary 様々な手指変形に対するスプリントの評価や作製の流れに関する文献．

MB Med Reha **No.288**：**66-71**, 2023

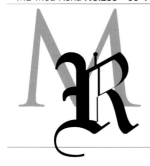

特集／関節リウマチのリハビリテーション診療 update

関節リウマチの足部障害に対する装具療法

菱川法和[*1]　遠山将吾[*2]　三上靖夫[*3]

Abstract　薬物療法の進歩により，厳格な疾患活動性のコントロールが容易となったため，臨床的寛解を得られる関節リウマチ患者は増加した．しかし，常に荷重ストレスを受ける足部では，関節破壊を十分に抑止できず，多様な障害が生じるといった問題が残存している．関節リウマチの足部障害は，変形や疼痛，歩行障害などにより，リハビリテーション診療での主な治療目標である"活動"の賦活化を制限する．予防や治療には，薬物療法と装具療法のベストミックスに加え，疾患活動性の動態を評価したうえで，病期に応じた対応が求められる．一方で，関節リウマチのリハビリテーション診療を行える病院・治療者は年々減少している．足部障害のリハビリテーション診療を通じて，関節リウマチ患者における"活動"の賦活化を図るためには，将来を担う人材の育成，発展著しいデジタル技術の活用などといった仕組み作りが必要である．

Key words　リウマチ足(rheumatoid foot)，足底装具(foot orthosis)，身体活動(physical activity)

はじめに

リハビリテーション診療では，機能の回復および障害の克服を目指し，ヒトの営みの基本である"活動"の賦活化を図っていくことを目的とする[1]．慢性的な全身性の炎症・関節破壊を伴う関節リウマチ(rheumatoid arthritis；RA)もリハビリテーション診療における対象疾患の1つであり，国民の約82.5万人が診断されている[2]．RA診療では，疾患修飾性抗リウマチ治療薬であるメトトレキサートが1999年に，生物学的製剤であるインフリキシマブが2003年にそれぞれ保険適用になり，治療の目的が疼痛抑制から寛解導入へと変わった．近年では，ヤヌスキナーゼ阻害薬といった分子標的型合成抗リウマチ治療薬が開発され，

疾患活動性の厳格なコントロールが容易となった．その結果，寛解や低疾患活動性に至った症例割合は，2000年の約20％から，2018年の約80％へと大幅に増加している[3]．この大きな変化は"パラダイムシフト"と呼ばれ，我が国のRA診療，ひいてはリハビリテーション診療に革新をもたらした．しかし，最新の治療薬を投与することで疾患活動性はコントロールできても，RAに伴う関節破壊を完全に抑止できない症例も多く見かける．とりわけ，足部などの小関節は，関節炎が遷延化しやすく，依然として外科的治療を受ける症例が増加している[4]．本稿では，RAにおける足部障害(＝リウマチ足)の実態とリハビリテーション治療の1つである装具療法の最新知見について概説する．

[*1] Norikazu HISHIKAWA，〒602-8566 京都府京都市上京区河原町広小路上る梶井町465　京都府立医科大学大学院医学研究科リハビリテーション医学，助教
[*2] Shogo TOYAMA，同大学大学院運動器機能再生外科学(整形外科学教室)，客員講師
[*3] Yasuo MIKAMI，同大学大学院リハビリテーション医学，教授

リウマチ足

臨床症状では，主に関節破壊に伴う変形が観察される．特徴的な前足部の変形には，外反母趾，第2〜4中足趾節関節の背側脱臼，内反小趾，開帳足，これらが組み合わさった三角変形が，中後足部の変形には外反扁平足などがある．このような変形は，前足部から始まり，約5〜10年をピークとして中足部・後足部に及ぶとされている[5]．また，荷重時には，骨突出部へ圧迫が生じることで，胼胝や潰瘍に発展することもある．RA患者1,000例を対象とした報告によると，リウマチ足が生じる頻度は約80%とされている[6]．この高い発生率の要因は，疾患活動性の評価法のゴールドスタンダードであるDisease Activity Score 28に足部が含まれていないこと，常に荷重などの機械的ストレスにさらされていることなどが挙げられる[7]．また，治療者側の要因として，足部の診察時に靴や靴下を脱がすことを面倒に思うこと，素足の触診にためらいを感じることで十分な診察を行わないことがある．患者側の要因として，靴や靴下で覆われていれば整容面で困らないこともあり，治療者に症状を訴えないことが考えられている[8]．

装具療法

リウマチ足を有する患者の多くでは，罹病期間が長いほど疼痛や歩行障害が増悪し，生活の質（quality of life；QOL）が低下する[9]〜[11]．そのため，日常生活活動（activities of daily living；ADL）を行ううえで，変形の予防と疼痛の管理が重要となる．リハビリテーション治療では，薬物療法とともに装具療法が第一選択肢となることが多い．臨床現場では，装具療法のうち足底装具が頻用されている．内側縦アーチを支持するアーチサポート・横アーチを支持する中足骨パットなどから構成され，足底圧や疼痛の軽減に有効とされている[12][13]．この理由は，足部へのクッション作用のほか，関節負荷を軽減するといったことが挙げられる．一方で，副作用には，治療の初期段階に約

30%の患者で圧痛・水疱・胼胝などが生じたとの報告がある[14]．いずれにせよ，RA発症早期の段階（不可逆的な関節破壊や変形が生じる前）より装具療法を開始することが望ましい．また，足底装具の効果を最大化させるためには，靴の選択も重要である．リウマチ足では，変形に伴い足長が短縮しやすい[15]．大きな足長差（靴のサイズと足長の差）は，足部の不安定性や靴内部での滑りの原因となり，関節負荷の増加やリウマチ足の進行が危惧される．リウマチ足には，靴型装具（整形外科靴）の使用が有効であるが[16]，その外観，重量，価格，快適性が受け入れられにくく，遵守率は約30%と低い[10][17]．日常診療では，共同意志決定を実践し，ある程度の自由度の高い靴を選択することも許容したい．しかし，リウマチ足に対する装具療法のエビデンスは，まだまだ低いため，多くの研究の蓄積が必要とされている．

装具療法の注意点

薬物療法は目覚ましい発展を遂げたが，RAは炎症の寛解と増悪を慢性的に繰り返す．そのため，疾患活動性の動態を評価し，病期に応じた装具療法を行うことが重要である．炎症活動期には，罹患関節の安静を基本とするため，静的装具やサポーターにより一定期間の関節保護が必要である．炎症非活動期には，ADLやQOLの維持・向上のため，荷重に伴う変形の予防，足底圧や疼痛の状況などを考慮して，装具療法を行う必要がある．一方で，リウマチ足への装具療法に関する問題として，欧米諸国と比較し，我が国では屋内で靴を着用することは少なく，リウマチ足への配慮が不十分なことがある．解決策として，屋内用履物の使用と足底装具の挿入を推奨したい．また，"過用症候群"による症状の再燃が問題となることもある．臨床的寛解を達成し，健常者と同程度の"活動"を行うようになった時に発生しやすい．装具療法に加え，過用に対する患者教育や日常生活における身体活動量のモニタリングが必要と考える．装具療法が奏効しない症例では，状況

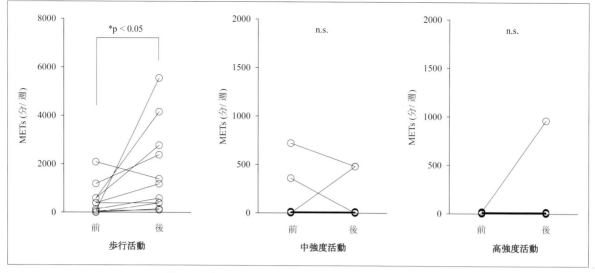

図 1. 足底装具を用いた治療による身体活動量の変化
国際標準化身体活動質問票を用いて, 6か月間の足底装具を用いた治療前後の身体活動量を評価した.
METs：metabolic equivalent, n.s.：not significant. *p＜0.05, Wilcoxon の符号順位検定

（文献 18 より改変して引用）

に応じて運動療法や整形外科的治療（人工関節置換術, 滑膜切除術など）をすすめることもある.

合併症の予防

リウマチ足を有する症例では, 疼痛によって歩行などの"活動"が制限されるため, 日常生活において身体活動量が減少しやすい. このような身体活動量の減少は, 二次性サルコペニアの発症につながりやすい. 筆者らは, リウマチ足を伴う患者におけるサルコペニアの有病率は, 78.1%と高率であることを報告した[18]. 前述したようにリハビリテーション治療の主な目標は, ヒトの営みの基本である"活動"の賦活化を図っていくことにある[1]. **図1**に示すように, 足底装具による治療は, 単に疼痛を軽減させるだけでなく, 歩行に関連した身体活動量を増加させるため, サルコペニアの予防効果が期待できる[18]. また, RA 診療における世界共通の治療目標は, 長期にわたって QOL を良好な状態に保つこととされている[19]. **図2**に示すように足底装具による治療は, 疼痛, 身体機能・日常生活の状態といった身体的 QOL の向上に役立つ[20]. 近年, RA 診療におけるリハビリテー

ション治療の位置づけは, 年々高まっており, 最新の診療ガイドラインでは, RA 診療における非薬物療法・外科的治療アルゴリズムが作成されている. このアルゴリズムには, 長期的に身体機能を維持するために, 装具療法や生活指導を含むリハビリテーション治療を継続することが明記されている[21].

本学附属病院での取り組み

本院では, 主として整形外科と膠原病内科が合同でリウマチ診療を提供しており, 相乗り方式にリウマチセンターを運営している. 約20名のリウマチ専門医が, 1,000 名超の RA 患者の診療にあたっている. 当科では積極的に併診依頼を受け, 必要であれば外来診療または短期入院で足底装具を用いた治療につなげている. 具体的には, 初診よりリハビリテーション科医および理学療法士による足部・歩行評価とともに, 足底装具や靴の素材・形態などに関する患者教育を行い, 装具の作製につなげている. 足底装具の作製後には, フィッティングや歩容評価を行い, 微調整を加えたのちに完成としている. また, リウマチ足を有する症

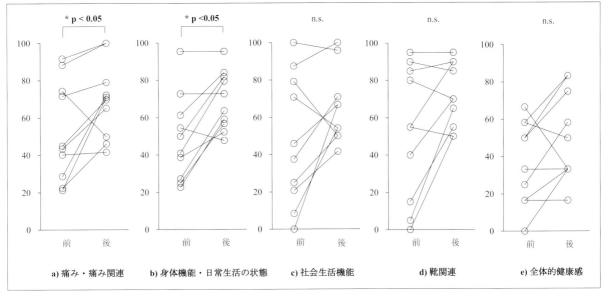

図 2. 足底装具を用いた治療による足部に関連した QOL の変化
日本整形外科学会・日本足の外科学会 足部足関節評価質問票を用いて，6か月間の足底装具を用い
た治療前後の QOL を評価した．スコアの最低点は 0，最高点は 100 である．
QOL：quality of life，n.s.：not significant. *p＜0.05，Wilcoxon の符号順位検定

（文献 19 より改変して引用）

例では，隣接関節も不良なことが多い．すなわち，関節強直などが多関節に存在するため，足底装具における設定範囲の安全域が狭い．一旦完成しても，日常生活で使用状況の確認や身体活動量のモニタリングとともに，外来診察の度に，全身の関節所見の評価が必要と考える．

リハビリテーション診療における課題

リハビリテーション医療においてリウマチ足の診療には，関節症状に関する知識が豊富な整形外科医との連携が望ましいが，RA を専門とする整形外科医は年々減少している．"活動"を専門とするリハビリテーション科医は年々増加していることから，新たな担い手としての育成が望まれる．しかし，多くのリハビリテーション科医は，急性期病院・回復期リハビリテーション病棟に集中しているため，地域の診療は"かかりつけ医"が担っている．この人材の問題は，療法士においても同様である．回復期リハビリテーション病床は増床が進んでおり，脳血管障害の治療を得意とする療法士が増加した．一方，リウマチ足に精通した療法士は，専門病院の経験豊富な人材が担っており，かつ減少しつつあることから，教育プログラムの策定などが必要である．最近では，ネットワーク会議などの利用が可能となり，施設間の交流が容易となった．筆者らは，これまでに行政や医師会などの関係団体と連携し，全国に先駆けて，リハビリテーション医学・医療の知識習得を希望する"かかりつけ医"に対し，ネットワーク技術を駆使した診療支援を行っている．現在では，約 100 名の"かかりつけ医"と，地域におけるリハビリテーション診療を推進している．しかし，ネットワークを用いた診療支援は可能となったものの，デジタル技術の進歩に現在の医療が追いついていない．診療記録や画像情報などのツールは除いて，医療は基本的に対人行為であり，診療行為そのものは依然としてアナログである．一方で，遠隔診療や人工知能を用いた診断ツール，3D デジタル技術を活用した装具採型など，医療現場における技術革新は確実に進みつつある．リウマチ足のリハビリテーション診療に関し，熟練治療者が習得してきた知識や技術の継承していくためにも，新たなデジタル技術を用いたツールの開発が望まれる．

おわりに

リハビリテーション治療は，RA のトータルマネジメント 4 本柱の 1 つであり，パラダイムシフト以降の RA 診療においても重要視されている．以前より疾患活動性のコントロールは容易となったものの，足部などの小関節における関節破壊は十分に抑止できないことがある．リウマチ足の予防・治療には，薬物療法に加え装具療法が第一選択肢となるが，リハビリテーション診療を行える病院・治療者は年々減少している．足部障害のリハビリテーション診療を通じて，関節リウマチ患者における活動の賦活化を図るためには，将来を担う人材の育成，発展著しいデジタル技術などの活用などにより，新たなリハビリテーション診療を推進すべきである．

文　献

1) 久保俊一：リハビリテーション医学・医療総論．久保俊一編，リハビリテーション医学・医療コアテキスト第 2 版，3-22，医学書院，2022．

2) Nakajima A, et al：Prevalence of patients with rheumatoid arthritis and age-stratified trends in clinical characteristics and treatment, based on the National Database of Health Insurance Claims and Specific Health Checkups of Japan. *Int J Rheum Dis*, **23**(12)：1676-1684, 2020.

3) Hirata A, et al：Effect of early treatment on physical function in daily management of rheumatoid arthritis：a 5-year longitudinal study of rheumatoid arthritis patients in the National Database of Rheumatic Diseases in Japan. *Int J Rheum Dis*, **21**(4)：828-835, 2018.

4) Momohara S, et al：Recent trends in orthopedic surgery aiming to improve quality of life for those with rheumatoid arthritis：data from a large observational cohort. *J Rheumatol*, **41**(5)：862-866, 2014.

5) Matsumoto T, et al：Radiologic patterning of joint damage to the foot in rheumatoid arthritis. *Arthritis Care Res*(Hoboken), **66**(4)：499-507, 2014.

6) Grondal L, et al：The foot：still the most important reason for walking incapacity in rheumatoid arthritis：distribution of symptomatic joints in 1,000 RA patients. *Acta Orthop*, **79**(2)：257-261, 2008.
　Summary 関節リウマチ患者では，高率に足部障害や歩行障害を有していることを明らかにした．

7) 松下　功ほか：RA 荷重関節に対する TNF 阻害療法の効果—2 年以上の経過観察—．*Clin Rheumatol*, **21**：358-362, 2009.

8) 矢野紘一郎：疫学．猪狩勝則監，リウマチ足の診かた，考えかた，1-6，中外医学社，2017.

9) van der Leeden M, et al：The relationship of disease duration to foot function, pain and disability in rheumatoid arthritis patients with foot complaints. *Clin Exp Rheumatol*, **25**(2)：275-280, 2007.

10) Otter SJ, et al：Foot pain in rheumatoid arthritis prevalence, risk factors and management：an epidemiological study. *Clin Rheumatol*, **29**(3)：255-271, 2010.

11) Wickman AM, et al：Health-related quality of life for patients with rheumatoid arthritis foot involvement. *Foot Ankle Int*, **25**(1)：19-26, 2004.

12) Hennessy K, et al：Custom foot orthoses for rheumatoid arthritis：A systematic review. *Arthritis Care Res*(Hoboken), **64**(3)：311-320, 2012.

13) Conceição CS, et al：Systematic review and meta-analysis of effects of foot orthoses on pain and disability in rheumatoid arthritis patients. *Disabil Rehabil*, **37**(14)：1209-1213, 2015.

14) Woodburn J, et al：A randomized controlled trial of foot orthoses in rheumatoid arthritis. *J Rheumatol*, **29**：1377-1383, 2002.

15) 菱川法和ほか：関節リウマチ患者における靴のサイズと足長の差と足部障害に影響する要因の検討．日リウマチリハ研会誌，**33**：49-53，2019．

16) Tenten-Diepenmaat M, et al：The effectiveness of therapeutic shoes in patients with rheumatoid arthritis：a systematic review and meta-analysis. *Rheumatol Int*, **38**(5)：749-762, 2018.

17) Williams AE, et al：Patient perceptions of stock footwear design features. *Prosthet Orthot Int*, **30**(1)：61-71, 2006.

18) Hishikawa N, et al：Foot orthosis treatment

improves physical activity but not muscle quantity in patients with concurrent rheumatoid arthritis and sarcopenia. *Mod Rheumatol*, **31**(5)：997-1003, 2021.

Summary リウマチ足を有する患者では，サルコペニアを高率に合併すること，足底装具による治療は，軽強度の身体活動量増加と骨格筋量維持につながることを明らかにした．

19) Hishikawa N, et al：Effect of foot orthosis treatment on quality of life in secondary sarcopenia patients with rheumatoid arthritis-related foot impairment. *Prog Rehabil Med*, **7**：20220047, 2022.

Summary リウマチ足に対する装具療法は，足部に関連した疼痛，身体機能・日常生活の状態といった身体 QOL 改善につながることを明らかにした．

20) Smolen JS, et al：T2T Expert Committee：Treating rheumatoid arthritis to target：recommendations of an international task force. *Ann Rheum Dis*, **69**(4)：631-637, 2010.

21) 一般社団法人日本リウマチ学会：治療方針．関節リウマチ診療ガイドライン 2020, 2-4, 診断と治療社，2021.

病院と在宅をつなぐ
脳神経内科の
摂食嚥下障害
―病態理解と専門職の視点―

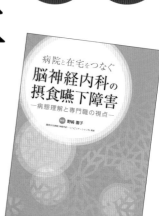

編著 **野﨑 園子**

関西労災病院 神経内科・リハビリテーション科 部長

2018 年 10 月発行　B5 判　156 頁
定価 4,950 円(本体 4,500 円＋税)

「疾患ごとのわかりやすい病態解説＋13 の専門職の視点からの解説」
在宅医療における脳神経内科の患者の摂食嚥下障害への介入が丸わかり！さらに、Q&A
形式でより具体的な介入のコツとワザを解説しました。在宅医療に携わるすべての方に
お役立ていただける一冊です！

Contents

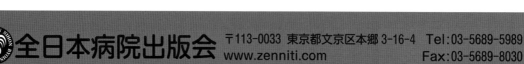
全日本病院出版会　〒113-0033 東京都文京区本郷 3-16-4　Tel:03-5689-5989
www.zenniti.com　Fax:03-5689-8030

第 29 回日本摂食嚥下リハビリテーション学会学術大会

Ｈ　Ｐ：https://www.mediproduce.com/jsdr29/
会　期：2023 年 9 月 2 日(土)，3 日(日)
会　場：パシフィコ横浜ノース
　　　　〒 220-0012　神奈川県横浜市西区みなとみら
　　　　い 1-1-1
　　　　https://www.pacifico.co.jp/visitor/floorguide/
　　　　tabid/679/Default.aspx
開催方式：現地開催　ならびに　オンデマンド配信(ただ
　　　　し，全講演ではございません.)
　　　　※一部 LIVE 配信もございます.
テーマ：摂食嚥下リハビリテーションと多様性
会　長：芳賀　信彦(はが　のぶひこ)
　　　　東京大学大学院医学系研究科　リハビリテー
　　　　ション医学分野　前教授
　　　　国立障害者リハビリテーションセンター　自立
　　　　支援局長

一般演題募集期間　WEB サイトをご覧ください.
https://www.mediproduce.com/jsdr29/contents/endai.
html

一般演題募集ページ

学術大会　運営事務局：
第 29 回日本摂食嚥下リハビリテーション学会 学術大会
運営事務局　担当：奥村 玲・髙橋 滉太・小池 えり子・
久保田 恵里
29jsdr@mediproduce.com
150-6090　東京都渋谷区恵比寿 4-20-4
恵比寿ガーデンプレイス グラススクエア PORTAL
POINT Ebisu #B5
Phone：03-6456-4018(平日 10：00〜18：00)
FAX：03-6456-4025

第 5 回日本運動器 SHOCK WAVE 研究会学術集会 SHOCK WAVE JAPAN 2023

日　時：2023 年 9 月 24 日(日)9：30〜17：00
大会長：岩堀裕介(医療法人三仁会 あさひ病院 スポー
　　　　ツ医学・関節センター)
会　場：大崎ブライトコアホール
　　　　〒 141-0001 東京都品川区北品川 5 丁目 5-15
　　　　大崎ブライトコア 3F
テーマ：ESWT の更なる臨床応用を目指して
オンデマンド配信期間：2023 年 10 月 5 日(木)正午〜
　　　　10 月 22 日(日)23：59　※予定
開催形式：集会形式＋オンデマンド配信
定　員：約 300 名(会場)
・新型コロナウイルス感染症の状況をみて最終収容人数
　を決定します
・オンデマンド配信の視聴者数に定員は設けません
参加費：医師：10,000 円　　コメディカル：4,000 円
・本セミナーの参加費には日本運動器 SHOCK WAVE
　研究会の年会費が含まれます.
・本セミナーに参加いただきますと，自動的に 1 年間研
　究会会員として登録されます.
・オンデマンド配信視聴のみの場合も参加費は変わりま
　せん.
主　催：日本運動器 SHOCK WAVE 研究会
ホームページ：http://josst.org/
参加申し込み方法：研究会ホームページより事前参加登
　　　　録をお願いいたします.
　　　　https://k-convention.net/entry/josst2023/
※オンラインでの登録のみとなります.
　事前登録が無い場合，当日ご来場いただいてもご参加
　いただけません.
※「配信視聴のみ」を選択された場合，当日ご来場いた
　だいてもご参加いただくことはできません.

お問い合わせ：下記研究会事務局メールアドレスへお問
　　　　い合わせください.
　　　　josst201664@gmail.com

第 39 回日本義肢装具学会学術大会

会　期：令和 5 年 10 月 28 日(土)〜10 月 29 日(日)
大会長：花山耕三(川崎医科大学リハビリテーション医
　　　　学　教授)
会　場：岡山コンベンションセンター他(予定)
テーマ：多職種が関わる義肢・装具
一般演題募集期間：
　第 一 次：2023 年 3 月 2 日(木)〜5 月 11 日(木)14：00
　　　　　【募集中】
　　　　　(第一次で演題名と簡単な要旨をご登録く
　　　　　ださい。第二次で抄録をご登録いただきま
　　　　　す。第二次演題募集は 2023 年 6 月 1 日
　　　　　(木)〜7 月 13 日(木)予定です。)
問い合わせ：第 39 回日本義肢装具学会学術大会　運営
　　　　事務局
　　　　株式会社 JTB コミュニケーションデザイン
　　　　事業共創部　コンベンション第二事業局内
　　　　〒 541-0056　大阪市中央区久太郎町 2-1-25
　　　　　　　　　　　JTB ビル 8F
E-mail：jspo_39@jtbcom.co.jp
詳細は学術大会ホームページをご覧ください。
https://convention.jtbcom.co.jp/jspo39/

FAX による注文・住所変更届け

改定：2015 年 1 月

毎度ご購読いただきましてありがとうございます．

読者の皆様方に小社の本をより確実にお届けさせていただくために，FAX でのご注文・住所変更届けを受けつけております．この機会に是非ご利用ください．

◇ご利用方法

FAX 専用注文書・住所変更届けは，そのまま切り離して FAX 用紙としてご利用ください．また，注文の場合手続き終了後，ご購入商品と郵便振替用紙を同封してお送りいたします．**代金が 5,000 円をこえる場合，代金引換便とさせて頂きます．**その他，申し込み・変更届けの方法は電話，郵便はがきも同様です．

◇代金引換について

本の代金が 5,000 円をこえる場合，代金引換とさせて頂きます．配達員が商品をお届けした際に，現金またはクレジットカード・デビットカードにて代金を配達員にお支払い下さい(本の代金＋消費税＋送料)．(※年間定期購読と同時に 5,000 円をこえるご注文を頂いた場合は代金引換とはなりません．郵便振替用紙を同封して発送いたします．代金後払いという形になります．送料は定期購読を含むご注文の場合は頂きません)

◇年間定期購読のお申し込みについて

年間定期購読は，1 年分を前金で頂いておりますため，代金引換とはなりません．郵便振替用紙を本と同封または別送いたします．送料無料，また何月号からでもお申込み頂けます．

毎年末，次年度定期購読のご案内をお送りいたしますので，定期購読更新のお手間が非常に少なく済みます．

◇住所変更届けについて

年間購読をお申し込みされております方は，その期間中お届け先が変更します際，必ずご連絡下さいますようよろしくお願い致します．

◇取消，変更について

取消，変更につきましては，お早めに FAX，お電話でお知らせ下さい．

返品は，原則として受けつけておりませんが，返品の場合の郵送料はお客様負担とさせていただきます．その際は必ず小社へご連絡ください．

◇ご送本について

ご送本につきましては，ご注文がありましてから約 1 週間前後とみていただきたいと思います．お急ぎの方は，ご注文の際にその旨をご記入ください．至急送らせていただきます．2～3 日でお手元に届くように手配いたします．

◇個人情報の利用目的

お客様から収集させていただいた個人情報，ご注文情報は本サービスを提供する目的(本の発送，ご注文内容の確認，問い合わせに対しての回答等)以外には利用することはございません．

その他，ご不明な点は小社までご連絡ください．

株式会社 全日本病院出版会　〒 113-0033 東京都文京区本郷 3-16-4-7F
電話 03(5689)5989　FAX03(5689)8030　郵便振替口座 00160-9-58753

FAX 専用注文書

ご購入される書籍・雑誌名に〇印と冊数をご記入ください

5,000 円以上代金引換

〇	書　籍　名	定価	冊数
	健康・医療・福祉のための睡眠検定ハンドブック up to date	¥4,950	
	輝生会がおくる！リハビリテーションチーム研修テキスト	¥3,850	
	ポケット判　主訴から引く足のプライマリケアマニュアル	¥6,380	
	まず知っておきたい！がん治療のお金，医療サービス事典	¥2,200	
	カラーアトラス　爪の診療実践ガイド　改訂第2版	¥7,920	
	明日の足診療シリーズⅠ足の変性疾患・後天性変形の診かた	¥9,350	
	運動器臨床解剖学―チーム秋田の「メゾ解剖学」基本講座―	¥5,940	
	ストレスチェック時代の睡眠・生活リズム改善実践マニュアル	¥3,630	
	超実践！がん患者に必要な口腔ケア	¥4,290	
	足関節ねんざ症候群―足くびのねんざを正しく理解する書―	¥5,500	
	読めばわかる！臨床不眠治療―睡眠専門医が伝授する不眠の知識―	¥3,300	
	骨折治療基本手技アトラス―押さえておきたい10のプロジェクト―	¥16,500	
	足育学　外来でみるフットケア・フットヘルスウェア	¥7,700	
	四季を楽しむビジュアル嚥下食レシピ	¥3,960	
	病院と在宅をつなぐ 脳神経内科の摂食嚥下障害―病態理解と専門職の視点―	¥4,950	
	睡眠からみた認知症診療ハンドブック―早期診断と多角的治療アプローチ―	¥3,850	
	肘実践講座　よくわかる野球肘　肘の内側部障害―病態と対応―	¥9,350	
	医療・看護・介護で役立つ嚥下治療エッセンスノート	¥3,630	
	こどものスポーツ外来―親もナットク！このケア・この説明―	¥7,040	
	野球ヒジ診療ハンドブック―肘の診断から治療，検診まで―	¥3,960	
	見逃さない！骨・軟部腫瘍外科画像アトラス	¥6,600	
	肘実践講座 よくわかる野球肘　離断性骨軟骨炎	¥8,250	
	これでわかる！スポーツ損傷超音波診断 肩・肘＋α	¥5,060	
	達人が教える外傷骨折治療	¥8,800	
	ここが聞きたい！スポーツ診療 Q & A	¥6,050	
	訪問で行う 摂食・嚥下リハビリテーションのチームアプローチ	¥4,180	

バックナンバー申込（※ 特集タイトルはバックナンバー 一覧をご参照ください）

❀メディカルリハビリテーション（No）
No_____　No_____　No_____　No_____　No_____
No_____　No_____　No_____　No_____　No_____

❀オルソペディクス（Vol/No）
Vol/No_____　Vol/No_____　Vol/No_____　Vol/No_____　Vol/No_____

年間定期購読申込

❀メディカルリハビリテーション	No.	から

❀オルソペディクス	Vol. No.	から

TEL： （　　）	FAX： （　　）

ご住所	〒		
フリガナ		要捺印	診療科目
お名前			

FAX 03-5689-8030 全日本病院出版会行

全日本病院出版会行

FAX 03-5689-8030

年　月　日

住 所 変 更 届 け

お 名 前	フリガナ	
お客様番号		毎回お送りしています封筒のお名前の右上に印字されております8ケタの番号をご記入下さい。
新お届け先	〒　　　　　都 道 　　　　　　府 県	
新電話番号	（　　　　　）	
変更日付	年　　月　　日より	月号より
旧お届け先	〒	

※ 年間購読を注文されております雑誌・書籍名に✓を付けて下さい。

- ☐ Monthly Book Orthopaedics （月刊誌）
- ☐ Monthly Book Derma. （月刊誌）
- ☐ Monthly Book Medical Rehabilitation （月刊誌）
- ☐ Monthly Book ENTONI （月刊誌）
- ☐ PEPARS （月刊誌）
- ☐ Monthly Book OCULISTA （月刊誌）

FAX 03-5689-8030

全日本病院出版会行

MEDICAL REHABILITATION ■ バックナンバー一覧

各号定価 2,750 円（本体 2,500 円＋税）．（増刊・増大号を除く）
在庫僅少品もございます．品切の場合はご容赦ください．
（2023 年 5 月現在）

掲載されていないバックナンバーにつきまし
ては，弊社ホームページ（www.zenniti.com）
をご覧下さい．

2023 年 年間購読 受付中！
年間購読料 40,150 円（消費税込）（送料弊社負担）
（通常号 11 冊＋増大号 1 冊＋増刊号 1 冊：合計 13 冊）

click

全日本病院出版会	検索

リハビリテーション診療に必要な動作解析

No. 289（2023 年 7 月増刊号）

編集企画／総合東京病院リハビリテーション科
センター長　　　　　宮野　佐年

編集主幹：宮野佐年　医療法人財団健貢会総合東京病院
　　　　　　　　　　リハビリテーション科センター長
　　　　　水間正澄　医療法人社団輝生会理事長
　　　　　　　　　　昭和大学名誉教授

No.288　編集企画：
松下　功　金沢医科大学教授

Monthly Book Medical Rehabilitation　No.288

2023 年 6 月 15 日発行（毎月 1 回 15 日発行）
定価は表紙に表示してあります.
Printed in Japan

発行者　　末　定　広　光
発行所　　株式会社　全日本病院出版会
〒 113-0033　東京都文京区本郷 3 丁目 16 番 4 号 7 階
　　　　　電話　（03）5689-5989　Fax　（03）5689-8030
　　　　　郵便振替口座 00160-9-58753

印刷・製本　三報社印刷株式会社　　　電話　（03）3637-0005
広告取扱店　株式会社文京メディカル　電話　（03）3817-8036

© ZEN・NIHONBYOIN・SHUPPANKAI, 2023